Muskel Quickies

das Schnellprogramm

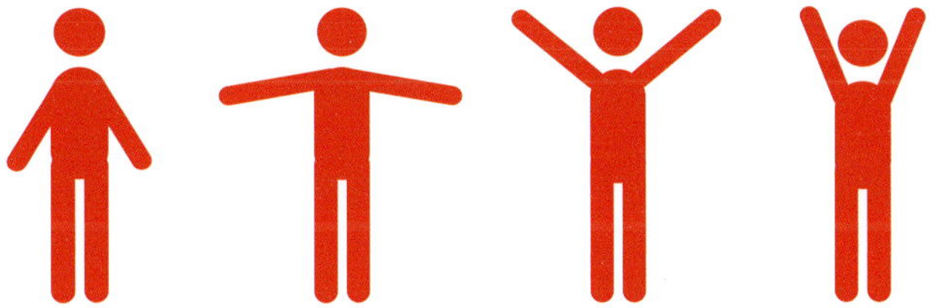

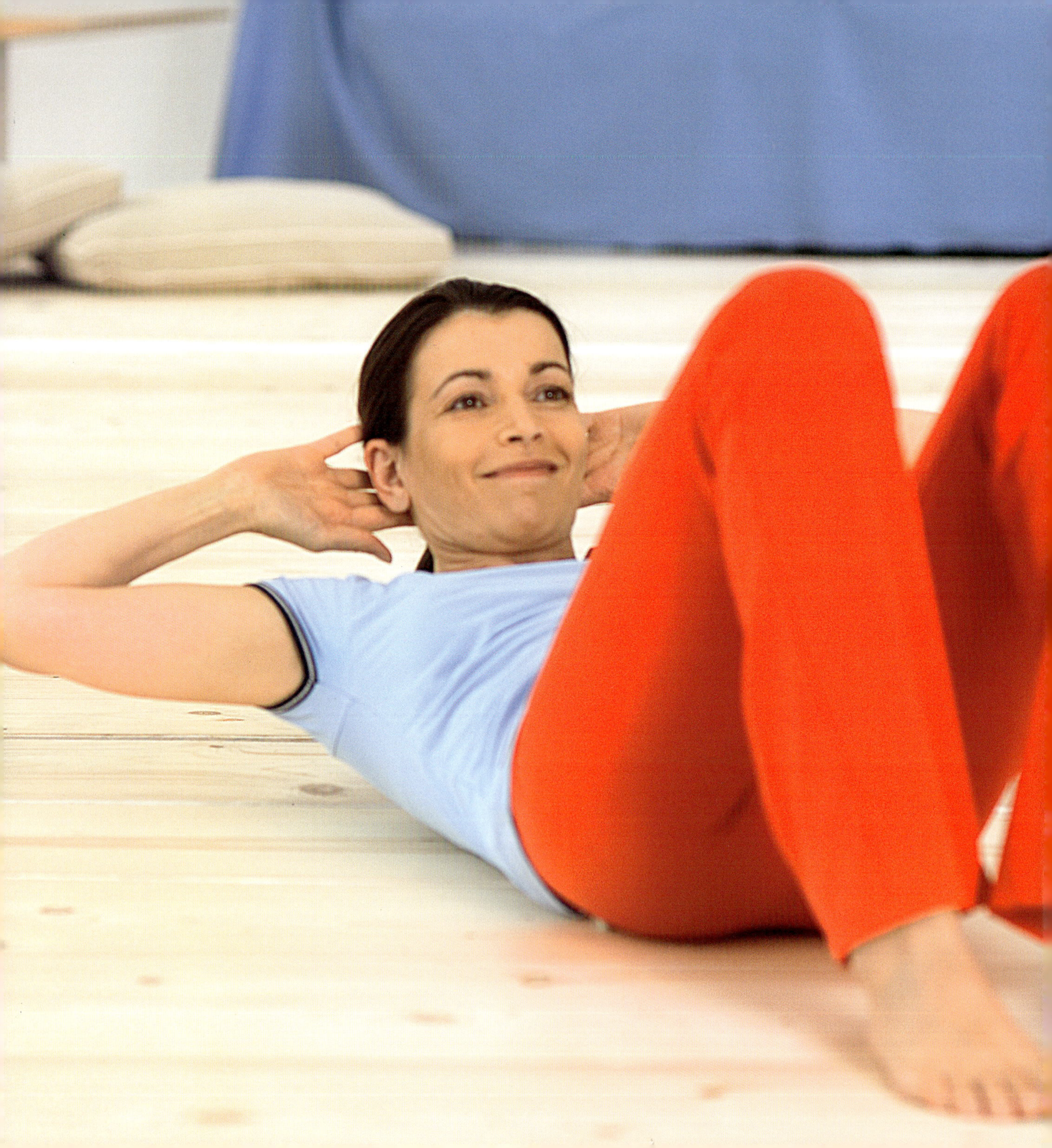

DIETER GRABBE

Muskel Quickies

das Schnellprogramm

Gezieltes Training für
den ganzen Körper

blv

Inhalt

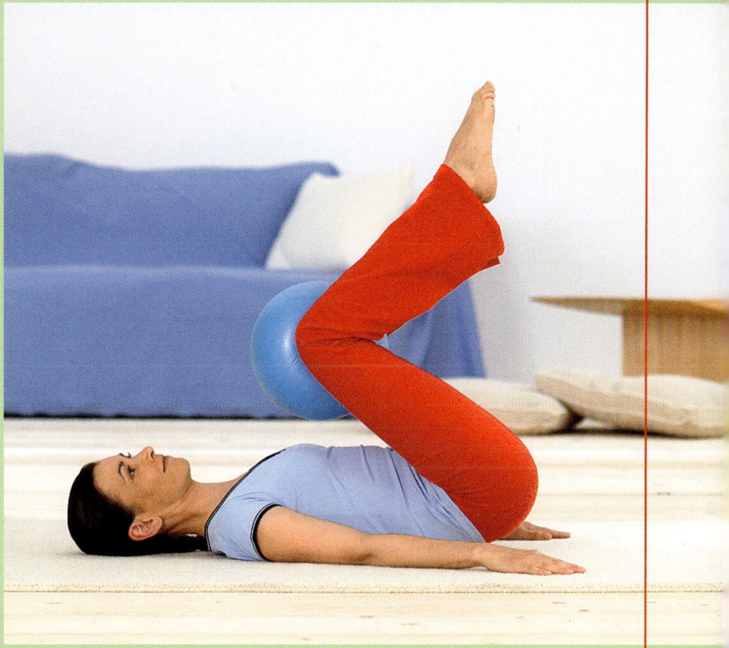

Muskelquickies: So bringen Sie Ihren Körper in Form

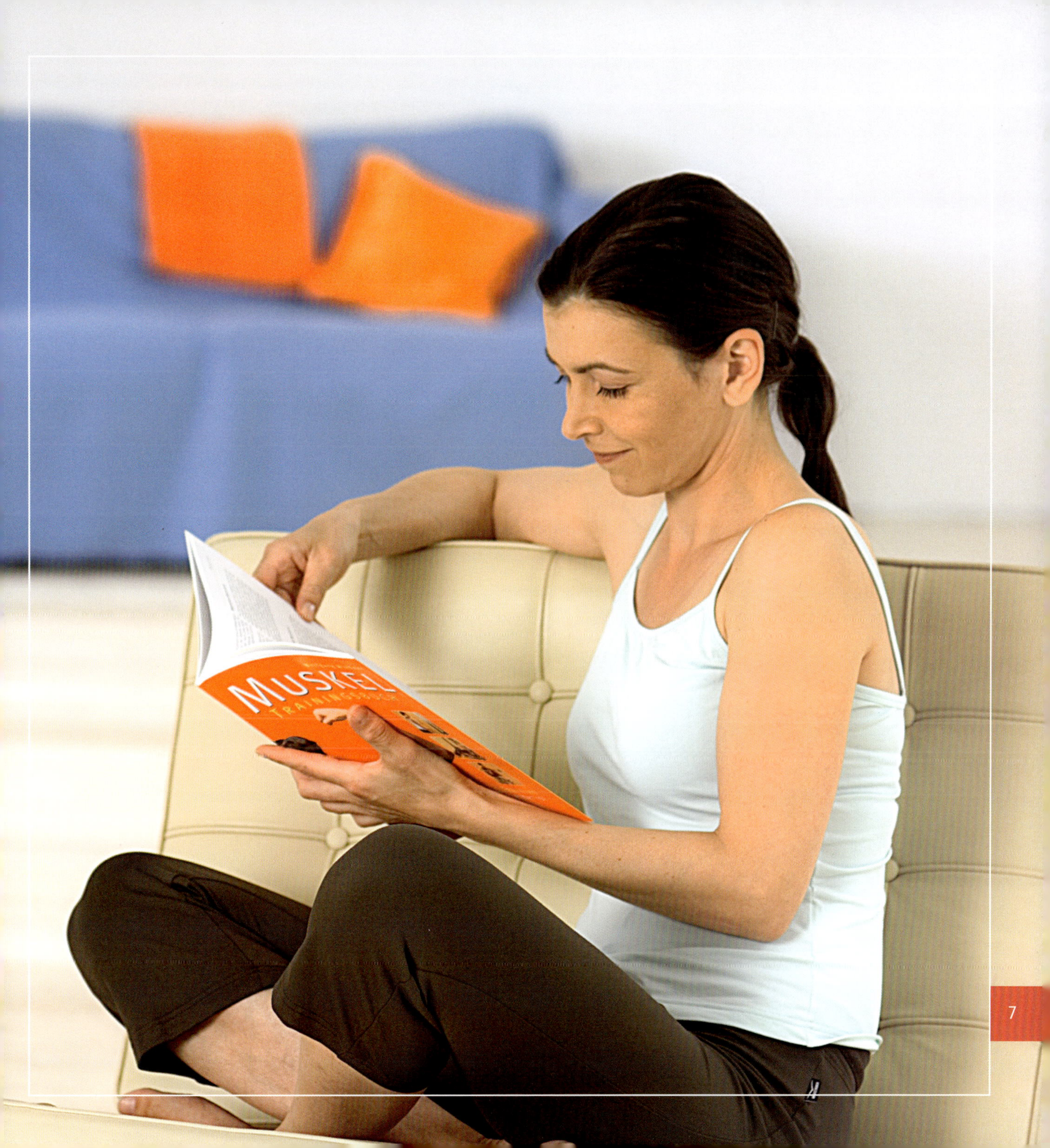
MUSKEL
TRAININGSBUCH

Ohne Stress zur Traumfigur

Sie wollen gerne fit werden, an den richtigen Stellen abnehmen, Ihre Figur straffen und dazu noch jede Menge Energie für Ihr Leben haben? Dann geht es Ihnen wie den meisten von uns – am Wollen mangelt es sicher nicht, dafür aber leider an der Umsetzung. Kein Wunder: Prall gefüllte Terminkalender lassen einfach oft nicht genug Zeit für aufwändige Trainingseinheiten. Und schon der Weg ins nächste Fitness-Studio ist für die meisten zu lang, zu teuer oder mit zu viel Schinderei verbunden. Wäre es da nicht wunderbar, einen Zauberspruch zu kennen, mit dem Sie sich mühelos fit und schlank zaubern könnten? Leider gibt es Zaubersprüche natürlich nur im Märchen oder in Hollywood. Doch wenn Sie Ihre Figur in kürzester Zeit in Form und sich selbst 10 Jahre jünger »zaubern« wollen, dann habe ich etwas für Sie: *Muskelquickies* – effektive kleine Übungen, die Sie im Turbotempo zu Ihrer Wunschfigur führen.

Lange Zeit wurde der Entwicklung der Muskulatur im Fitnesstraining nur relativ wenig Beachtung geschenkt. Gerade um abzunehmen, galt Ausdauertraining lange als *das* Mittel der Wahl. Inzwischen haben aktuelle sportwissenschaftliche Studien das Augenmerk jedoch verstärkt auf die Muskeln gelenkt. Trotzdem: Noch immer quälen sich abertausende Abnehmwillige, indem sie endlose Jogging-Runden drehen und sich eine Crash-Diät nach der anderen zumuten. Gerade wenn es um die Figur geht, bringt sanftes Muskeltraining langfristig gesehen jedoch viel mehr – und die Erfolge werden auch schneller sichtbar. Wer seine Muskeln regelmäßig kurz, aber intelligent trainiert, tut nicht nur seinem Rücken und seiner Haltung etwas Gutes, sondern verbrennt auch noch eine Menge Fett (wenn auch vor allem nach dem Training). Außerdem schenken straffe Muskeln (mehr) Kraft und Energie – und das spüren Sie: Tag für Tag.

Ein paar Minuten Training, die sich lohnen

Muskelquickies sind einfache, kurze, aber sehr wirkungsvolle Techniken, durch die Sie:

- *Ihren Körper in Topform bringen,*
- *Fett verbrennen,*
- *neue Energien tanken,*
- *Ihre Haltung verbessern,*
- *die Tiefenmuskulatur und das Bindegewebe kräftigen.*

MUSKELQUICKIES: SIMPLIFY YOUR TRAINING!

Ein verbreiteter Fitness-Irrtum lautet: Wer eine tolle Figur entwickeln will, muss sich täglich schinden – und das über Jahre. Aktuelle Studien belegen jedoch, dass genau das Gegenteil zutrifft. Weniger ist mehr! Wenn es Ihnen darum geht, Ihren Körper in Form zu bringen, ohne dabei gleich wie ein Bodybuilder auszusehen, gilt: Trainieren Sie lieber wenige Minuten intensiv als viele Stunden oberflächlich!

Muskelquickies fordern Ihre Muskulatur, ohne sie zu überfordern. Dabei sollten Sie allerdings drei wichtige Prinzipien beachten: Trainieren Sie

> kurz,
> intelligent und
> auf einfache, unkomplizierte Weise.

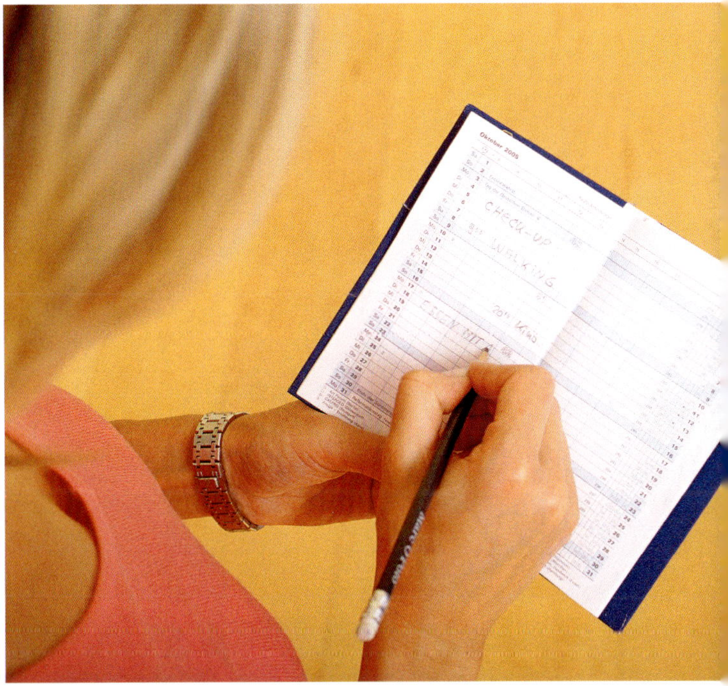

Auch wenn schon wenige Minuten genügen: Planen Sie Ihr Workout bewusst ein.

Keine Zeit verschwenden!

Sie glauben, dass 10 Minuten nicht ausreichen, um wirklich etwas zu bewirken? Und dass noch kürzere Übungseinheiten für zwischendurch erst recht keine Aussicht auf Erfolg haben? Nun – das kommt ganz darauf an, *wie* Sie trainieren. Auch mit kleinen Schritten lassen sich nämlich große Wirkungen erzielen – sofern es Ihnen nicht gerade darum geht, an der nächsten Olympiade teilzunehmen. Um Ihr Aussehen deutlich zu verbessern, müssen Sie nicht viel Zeit investieren. Ein Muskelquickie dauert gerade mal 40 Sekunden. Ein Workout für Anfänger nur wenige Minuten.

Intelligentes Training

Intelligent trainieren, das heißt, dass Sie spür- und sichtbare Erfolge erzielen sollten. Das Geheimnis der Muskelquickies lautet Intensität – und die wird durch drei Faktoren gewährleistet:

> Durch langsame, zeitlupenartige Bewegungen nach dem »Slow-Motion-Prinzip«.
> Durch isometrische Phasen, bei denen der Muskel bei jeder Übung einige Sekunden lang statisch angespannt wird.
> Durch bewusstes, einfühlsames Training, das mentale Kräfte freisetzt.

Das Geheimnis der Einfachheit

Je unkomplizierter körperliches Training ist, desto größer ist die Chance, dass Sie damit wirklich Erfolg haben. Jogging und Walking sind vor allem deshalb so beliebt, weil man dafür nur ein Paar gute Schuhe und etwas Platz zum Laufen benötigt. Viele andere Sportarten haben den Nachteil, dass sie entweder eine teure Ausrüstung oder viel Zeit erfordern.

Für Muskelquickies brauchen Sie nichts davon – keine teure Ausrüstung, kein Fitness-Studio, ja noch nicht einmal Hanteln oder ein besonderes Outfit. Wenn Sie möchten, können Sie einen einfachen Luftballon einsetzen, um Abwechslung in die Übungen zu bringen – aber selbst das muss nicht sein. Muskelquickies können Sie fast überall durchführen, ob zu Hause oder im Hotel, ja sogar mitten im Alltag. Und ganz egal, ob Sie eher jung oder alt, eher fit oder träge sind – die Übungen sind so einfach, dass wirklich jeder sofort einsteigen kann.

MUSKELQUICKIES SIND GENAU DAS RICHTIGE FÜR SIE, WENN …

Als Personal Coach begegne ich täglich Leuten, die alle das gleiche Problem haben. Meist bekomme ich den folgenden Satz zu hören: »Ich weiß ja, dass es höchste Zeit wäre, etwas für mich zu tun und ich fühle mich schon lange unwohl in meiner Haut, aber …«

Das Konzept der Muskelquickies ist vor allem aus einem Grund entstanden: Um die vielen »aber« aus dem Weg zu räumen und den unterschiedlichen Menschen die Möglichkeit zu bieten, ihre Figur in Form zu bringen. Muskelquickies eignen sich besonders gut für:

> **Couchpotatoes:** Wenn Sie zu den Menschen gehören, die die meiste Zeit sitzend verbringen – sei es auf dem Sofa, am Schreibtisch, im Auto oder auf Reisen –, leben Sie gefährlich. Die sitzende Lebensweise lässt nicht nur unsere Muskulatur schrumpfen, sondern sie erhöht laut WHO in hohem Maße das Risiko für Rückenschmerzen, Haltungsschäden und eine ganze Reihe von Zivilisationserkrankungen. Durch Muskelquickies können Sie Ihre Muskeln jederzeit aktivieren – und sei es im Werbeblock zwischen zwei Fernsehserien.
> **Übergewichtige:** Wer glaubt, dass Kalorienzählen die beste Möglichkeit ist, um abzunehmen, täuscht sich. Sportwissenschaftler haben herausgefunden,

dass es einen viel einfacheren Weg gibt: Mit jedem Gramm mehr Muskeln erhöhen sich Grundumsatz und Kalorienverbrauch. »Mehr Muskeln = weniger Fett« - so lautet die einfache Formel, auf die auch die Muskelquickies-Strategie setzt.

> **Models & Manager:** Muskelquickies lassen sich immer und so ziemlich überall durchführen: Gerade Menschen, die von Berufs wegen auf Ihr Aussehen achten und/oder topfit sein müssen, die zugleich aber oft auf Reisen sind, können Muskelquickies nutzen, um zwischendurch auf die Schnelle etwas für sich zu tun.

> **Jogger, Walker, Biker & Co.:** Wohl dosiertes Muskeltraining bietet Ausdauersportlern die Chance, rundum fit zu werden. Durch Muskelquickies trainieren Sie die gesamte Muskulatur und beugen somit einseitigen Belastungen vor, die bei vielen Sportarten auftreten können. Eine starke Muskulatur schützt Ihren Bewegungsapparat - egal ob beim Laufen, Biken, Tennisspielen oder Skifahren.

> **50+ und Senioren:** Mit zunehmenden Alter schwinden die Muskeln. Bis zum 70. Lebensjahr baut der Körper rund ein Drittel seiner Muskelmasse ab, und die Folgen sind oft fatal. Sind die Muskeln schwach, leidet nicht nur das Aussehen, sondern auch der Bewegungsapparat. Doch andererseits spricht die Muskulatur gerade in höherem Alter sehr gut auf leichtes Training an, was skandinavische Wissenschaftler nachweisen konnten. Muskelquickies liefern Ihren Muskeln die nötigen Wachstumsreize, damit Sie auch jenseits der 70 noch Bäume ausreißen können.

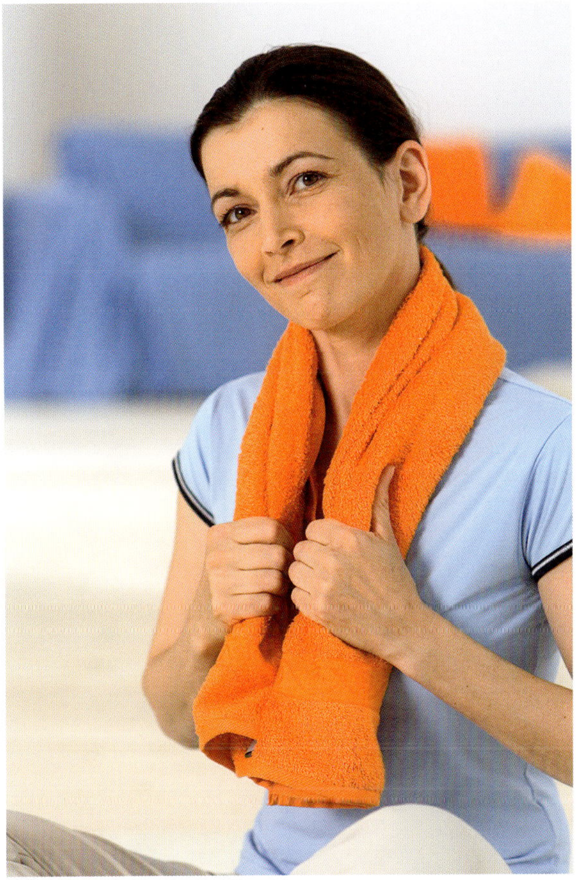

Durch Muskelquickies werden Sie auf sanfte Weise fit.

Was Sie über Ihre Muskeln wissen sollten

Um effektiv trainieren zu können, müssen Sie nicht Anatomie studieren. Dennoch können ein paar Infos zum Thema »Muskeln« nicht schaden, denn je mehr Sie über Ihre Muskulatur wissen, desto leichter fällt es Ihnen auch, sich in Ihre Muskeln einzufühlen und beim Training (wie auch danach) ein besseres Körpergefühl zu entwickeln. Hier also einige wichtige Muskelfacts:

> Unsere Muskulatur ist lebensnotwendig, denn sie ermöglicht es uns, uns zu bewegen – ob beim Joggen, beim Treppensteigen oder auch nur beim Zähneputzen: Ohne Muskeln geht gar nichts.

> Im Gegensatz zur glatten Muskulatur (beispielsweise in der Darmwand) können die Skelettmuskeln durch spezielle Übungen wie die Muskelquickies ganz gezielt trainiert werden. Über 400 willkürliche Muskeln gehören zur Skelettmuskulatur. Sie sind größtenteils über Sehnen mit den Skelettknochen und somit dem passiven Bewegungsapparat verbunden.

> Unsere Muskeln sind einerseits die Motoren für unseren gesamten Bewegungsapparat, andererseits aber auch die »Säulen«, auf die unsere Körperstatik aufbaut. Trainierte Muskeln verbessern daher sowohl unsere Bewegungsfreiheit als auch unsere Haltung.

> Bei Frauen machen die Muskeln rund 25 bis 30 Prozent, bei Männern sogar 40 bis 50 Prozent der Gesamtmasse aus. Der größte Muskel ist übrigens der große Rückenmuskel, der stärkste unser Kaumuskel.

> Die Skelettmuskeln bestehen aus Muskelbündeln und diese wiederum aus Muskelfasern. Die Anzahl und Zusammensetzung dieser Muskelfasern ist bei jedem Menschen unterschiedlich – doch eines ist bei allen gleich: Die Muskeln sind umso leistungsfähiger, je besser sie trainiert werden, da trainierte Muskeln besonders viele Fasern aktivieren können.

DIE MUSKELFASERN

Je nachdem, wie Sie Ihren Körper trainieren, werden dabei verschiedene Typen von Muskelfasern beansprucht. Grundsätzlich gibt es aber zwei verschiedene Arten von Muskelfasern: die weißen und die roten.

Weiße Muskelfasern – auch als *fast twitch fibers* (FT) oder »Sprinter-Fasern« bezeichnet – sind die schnell zuckenden, dicken Muskelfasern. Sie kommen immer dann voll zum Einsatz, wenn Kraft- und Schnellkraftleistungen gefragt sind.

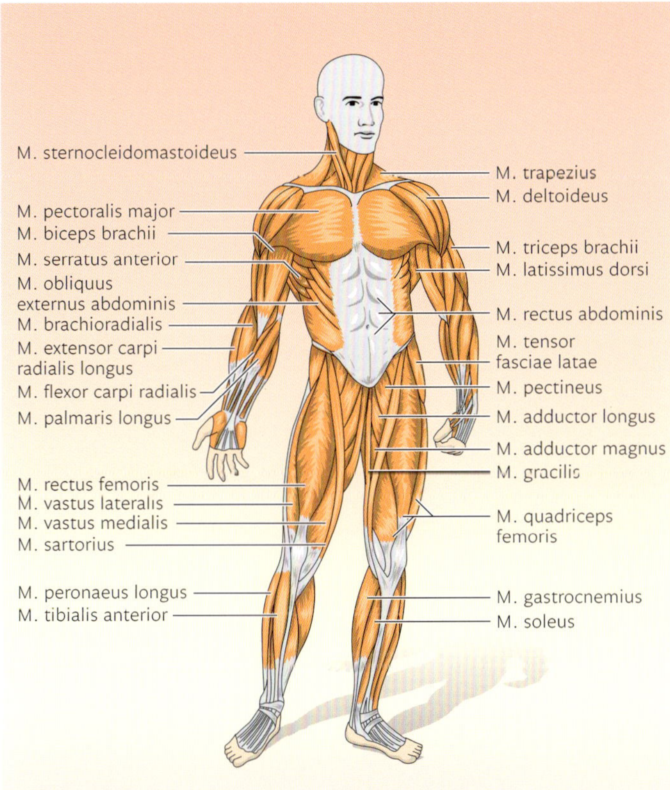

Oberflächliche Skelettmuskulatur – Ansicht von vorne

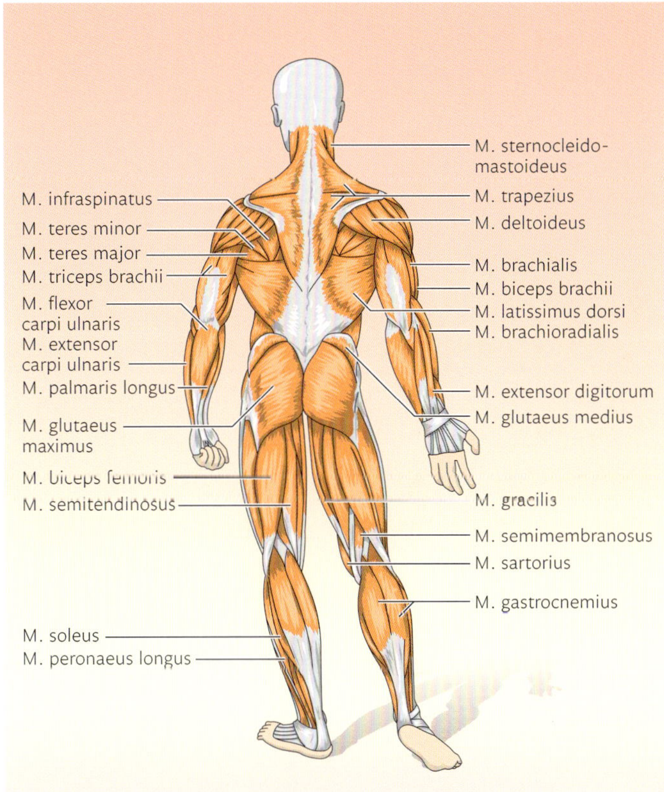

Oberflächliche Skelettmuskulatur – Ansicht von hinten

Rote Muskelfasern, die auch *slow twitch fibers* (ST) oder »Marathon-Fasern« genannt werden, sind langsam zuckende Fasern, die besonders dann ins Spiel kommen, wenn es um Ausdauerleistungen geht.

Abgesehen von der genetischen Veranlagung bestimmt auch die spezifische Art Ihres Trainings, welche Fasern gefordert werden. Wenn Sie täglich Gewichte stemmen oder einen Rekord im 100-Meter-Sprint aufstellen wollen, trainieren Sie fast ausschließlich Ihre weißen Muskelfasern. Marathonläufer, Triathleten oder andere Ausdauersportler entwickeln hingegen vor allem ihre roten Muskelfasern. Doch wie gesagt: Auch die Genetik spielt eine Rolle. So gibt es zum Beispiel »geborene Sprinter« und auch »geborene Langstreckenläufer« – diese Unterschiede spielen jedoch vor allem im Leistungssport eine Rolle. Um Ihre Figur in Schuss zu bringen hilft ohnehin nur eins: Training!

Mit zunehmendem Alter vermischen sich schnelle und langsame Muskelfasern immer mehr zu einer Mischform. Spätestens dann brauchen Sie sich keine großen Gedanken mehr über Ihre genetische Veranlagung zu machen, denn eins ist sowieso klar: Um in Form zu bleiben, brauchen Sie (und Ihre Muskeln) die richtige Portion an Reizen – und für die können Sie regelmäßig sorgen, indem Sie regelmäßig einige Muskelquickies durchführen.

MUSKELWACHSTUM

Ganz egal, wie sehr Sie trainieren – die *Anzahl* Ihrer Muskeln verändert sich dabei nicht! Wer also sagt, dass er jetzt »mehr Muskeln hat als früher«, meint damit lediglich, dass sich Umfang, Form und Festigkeit seiner Muskulatur verbessert haben. Kurzum: Sein Körper sieht sportlicher und fitter aus. Unsere Muskeln haben die Fähigkeit, sich unterschiedlichen Belastungen anzupassen. Das erklärt auch, warum ein professioneller Geiger stundenlang mühelos spielen kann, während einem Anfänger schon nach einer Viertelstunde alles wehtut. Und es erklärt ebenso, warum jahrelanges Sofa-

ZUR INFO

Gehören Sie zum Typ der hard gainer? *So bezeichnet man jene Menschen, die genetisch vor allem mit roten Ausdauermuskelfasern (ST) ausgestattet sind und ihre Muskeln folglich nur schwer aufbauen können. Falls Sie sich angesprochen fühlen, gilt: Trainieren Sie kurz, intensiv und übertreiben Sie es auf keinen Fall mit der Häufigkeit. Gerade bei Ihnen trifft zu: Weniger bringt sicher mehr!*

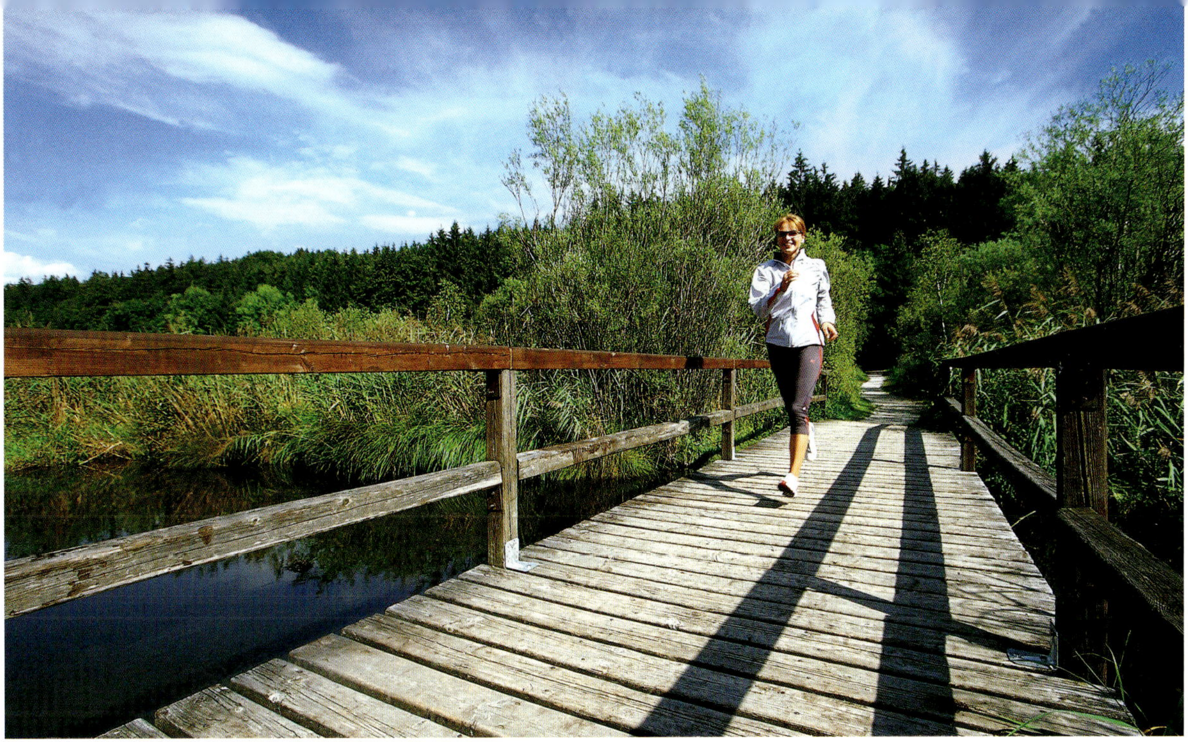

Wer sich regelmäßig um seinen Körper kümmert, hat mehr vom Leben.

hüten unseren Körper schlapp und träge macht: Im Sitzen (oder Liegen) werden kaum Muskeln beansprucht. Und da immer weniger Muskelfasern aktiviert werden, schrumpft der Muskel im wahrsten Sinne des Wortes.
Damit Muskeln wachsen, brauchen sie Impulse. Muskelquickies setzen dabei sowohl auf langsame dynamische als auch auf statische Phasen. Das Ziel des Trainings lautet »Hypertrophie« – damit ist in diesem Fall das Dickenwachstum der Muskeln gemeint, was aber nicht heißt, dass Sie »dicke Muskeln« entwickeln, sondern nur, dass die Muskeln gestrafft, die Figur harmonischer und schlanker und die Haut glatter wird.

MUSKELTONUS

Wer seine Muskeln in Form bringt, verbessert nicht nur sein Aussehen, sondern wird sich mit der Zeit auch immer wohler in seinem Körper fühlen, da regelmäßiges Training den Muskeltonus positiv beeinflusst. Als »Muskeltonus« bezeichnet man die Grundspannung des Muskels. Selbst in entspanntem Zustand bleiben einige Muskelfasern immer in »Alarmbereitschaft« – die Muskeln behalten ihre natürliche Spannung also auch, während Sie auf dem Sofa liegen. Das ist gut so, denn wenn zum Beispiel das Telefon klingelt, müssen Sie ja sofort einsatzbereit sein, um schnell aufspringen zu können.

Ein »gut gestimmter«, harmonischer Muskeltonus ist für unseren Körper so wichtig wie optimal gestimmte Saiten auf der Geige. Leider führt unsere bewegungsarme, sitzende Lebensweise aber zu einseitigen Belastungen und einer schlechten Körperhaltung. Die Folge: Der Muskeltonus wechselt ständig zwischen zwei ungesunden Zuständen hin und her: Ist er zu hoch, kommt es zu Schmerzen und Verspannungen, ist er zu niedrig, fühlen wir uns kraftlos und schlapp.

Durch intelligentes Muskeltraining können Sie Ihren Muskeltonus wieder in Balance bringen. Die Durchblutung des Gewebes wird dabei angeregt und der Körper bleibt beweglich. Wichtig ist allerdings, dass die gesamte Muskulatur gleichmäßig beansprucht wird, und genau darum geht es bei den Muskelquickies.

Das sicherste Zeichen für einen gesunden Muskeltonus ist übrigens Ihr Wohlbefinden. Durch regelmäßige Trainingseinheiten – auch wenn sie nur kurz sind – sorgen Sie für die richtige Mischung aus Kraft, Vitalität und Lockerheit.

UND DER MUSKELKATER?

Einen Muskelkater sollten Sie beim Training natürlich nicht bekommen, denn er ist ein sicheres Signal dafür, dass Sie zu viel des Guten getan haben. Und das kann sogar bei den Muskelquickies passieren – denn bei intensiver Ausführung können selbst 40 Sekunden für Untrainierte schon zu lange sein. Ein Muskelkater entsteht übrigens nicht durch eine Übersäuerung der Muskulatur, wie lange angenommen wurde. Grund für die ziehenden Schmerzen sind winzige Verletzungen, die in der Sportmedizin als »Mikrotraumen« bezeichnet werden, die aber zum Glück weder traumatisch noch dramatisch sind. Die minimalen Verletzungen treten meist ein bis zwei Tage nach dem (übertriebenen) Training auf und heilen nach wenigen Tagen problemlos ab. Dennoch: Auch wenn der Muskelkater ungefährlich ist, ist er unangenehm – und im schlimmsten Fall kann jede Bewegung zur Qual werden. Lassen Sie es gar nicht so weit kommen. Trainieren Sie sanft und beachten Sie die Signale Ihres Körpers!

ZUR INFO

Um Muskelkater zu vermeiden, sollten Sie die Intensität bei den Muskelquickies nur langsam steigern. Passen Sie die Übungen immer an Ihren Fitnessgrad an – gerade anfangs ist eine Wiederholung zu wenig besser als eine zu viel! Sie können Muskelkater vorbeugen, indem Sie nach einem Workout eine flotte Runde um den Block gehen, mit langsamem Tempo laufen oder sich ein heißes Bad gönnen.

Die Muskelquickie-Effekte

Durch Muskelquickies lassen sich in wenigen Minuten alle wichtigen Muskelgruppen gezielt trainieren. Neben Problemzonen wie Bauch, Beine und Po profitieren auch Brust, Rücken, Schultern und Arme von den kurzen Übungen. Muskelquickies führen zu einem deutlichen Zuwachs an Muskelsubstanz, die Figur wird gestrafft und die Haltung verbessert sich. Doch keine Angst: Muskelberge à la Schwarzenegger werden Sie nicht bekommen, denn das schaffen Sie nur mit jahrelangem Extremtraining. Frauen brauchen sich erst recht keine Sorgen zu machen, da das Geschlechtshormon Östrogen den Aufbau massiver Muskeln verhindert. Das Ziel der Muskelquickies besteht darin, eine schlanke, sportliche Figur zu entwickeln und sich rundum wohl in seiner Haut zu fühlen.

MUSKELN ALS FATBURNER

Übergewicht ist weit verbreitet und ein Grund dafür, mehr für seine Fitness zu tun. Zu viel Gewicht wirkt sich nämlich nicht nur negativ auf Herz, Kreislauf und die Gelenke aus, sondern natürlich auch auf das Aussehen.
Sportwissenschaftliche Studien haben gezeigt, dass es neben einer fett- und kalorienreduzierten Diät noch einen weiteren effektiven Weg gibt, um abzunehmen: Muskeltraining! Wer gezielt seine Muskeln trainiert, baut Fett ab, und zwar nicht während des Trainings, sondern vor allem während des restlichen Tages. Der Grund dafür liegt im Afterburn-Effekt: Muskeln brauchen Energie, und die verbrennen sie den ganzen Tag über – sogar wenn Sie auf dem Sofa liegen und Zeitung lesen.
Je mehr Muskeln, desto höher der Grundumsatz und damit die Kalorienmenge, die Sie im passiven Zustand verbrauchen. Und das Gute daran: Die benötigte Energie ziehen die Muskeln nach dem

ZUR INFO

Sie wollen rundum besser aussehen? Sie wünschen sich, dass Ihr Bauch flacher, Beine und Po fester und Ihr ganzer Körper straffer werden – und das so schnell wie möglich? Dann sollten Sie die Top-3-Formel anwenden, bei der drei einfache Methoden sich wechselseitig unterstützen:

1. *Trainieren Sie Ihre Muskeln (am besten durch Muskelquickies).*
2. *Achten Sie im Alltag auf eine gute, aufrechte Haltung.*
3. *Ernähren Sie sich kalorienbewusst.*

Training vorwiegend aus den körpereigenen Fettdepots. Jedes noch so kurze Muskeltraining regt den Stoffwechsel an, erhöht den Energieverbrauch und verbrennt Fett.

Nur wer mehr Kalorien aufnimmt, als er verbraucht, wird dick. Der schnellste Weg zum schlanken Körper besteht daher darin, einerseits die Kalorienzufuhr zu drosseln, sprich leichter zu essen, und andererseits den Kalorienverbrauch zu erhöhen, also zu trainieren. Wer beide Methoden miteinander kombiniert, kriegt sein Fett garantiert schnell weg!

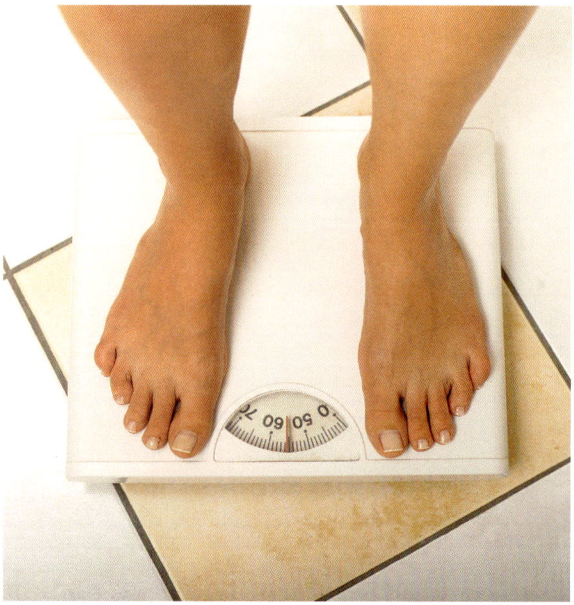

Trainierte Muskeln verbrennen jede Menge Fett.

MUSKELN ALS CELLULITE-KILLER

Die Cellulite, vielen besser als »Orangenhaut« bekannt, gehört zu den häufigsten Schönheitsproblemen, mit denen vor allem Frauen zu kämpfen haben. Je schwächer das Bindegewebe, desto größer ist das Cellulite-Risiko, und da Frauen von Natur aus ein schwächeres Bindegewebe haben, sind sie wesentlich häufiger betroffen als Männer. Dennoch: Da Übergewicht die unschönen Fett- und Wasserablagerungen im Gewebe fördert, leidern auch Männer zunehmend an Cellulite.

Neben Massagen, einer vitaminreichen Kost und viel Bewegung gehört gezieltes Muskeltraining zu den wirkungsvollsten Waffen gegen die Orangenhaut. Durch Muskelquickies stärken Sie nicht nur die oberflächlich sichtbaren Muskeln, sondern auch Ihre Tiefenmuskulatur und Ihr Bindegewebe. Je straffer das Gewebe und je besser die Durchblutung und Sauerstoffversorgung, desto positiver wirkt sich das auch auf Haut und Unterhaut aus. Gerade die Kombination mehrerer Cellulite-Killer verspricht im Kampf gegen die unliebsame Orangenhaut die besten Wirkungen.

MEHR MUSKELN FÜR GESUNDHEIT UND WELLNESS?

Keine Frage – eine sportliche Figur sieht immer gut aus, ob in Abendgarderobe oder im Badeanzug.

Doch Muskeltraining hat nicht nur optische Vorteile, sondern führt auch zu einem dicken Plus auf dem Gesundheitskonto. Die Immunabwehr wird dabei gestärkt und die Produktion der Killerzellen, die unseren Organismus schützen und Bakterien, Viren und sogar Krebszellen den Garaus machen, wird erhöht. Auch die Knochendichte nimmt zu, wodurch das Osteoporose-Risiko deutlich gesenkt werden kann. Es gibt aber noch viele andere positive Wirkungen auf Gesundheit und Wohlbefinden:

Bessere Haltung

Haltungsschäden sind weit verbreitet. Das viele Sitzen – ob am Schreibtisch oder auf dem Sofa – fordert seinen Tribut, denn einseitige Belastungen lassen insbesondere die Bauch- und Rückenmuskulatur verkümmern, mit negativen Folgen für die Haltung. Eine gute, aufrechte Körperhaltung sieht nicht nur gut aus, sie beugt auch Verspannungen und Schmerzen in Schultern, Rücken und Nacken vor. Nur trainierte Muskeln können den Körper auf Dauer aufrecht und im Gleichgewicht halten. Und wer äußerlich in Balance ist, dem fällt es auch innerlich leichter, die richtige Haltung zu bewahren.

Schützendes Muskelkorsett

Was die Muskeln tragen können, müssen die Gelenke nicht ertragen! Unsere Muskeln haben eine wichtige Schutzfunktion – sie schützen die inneren Organe und entlasten Bänder und Gelenke. Viele Probleme im Bereich des Bewegungsapparats, wie etwa Bandscheibenbeschwerden oder Abnutzungserscheinungen, treten auf, weil die Muskeln zu schwach sind. Eine gut entwickelte Muskulatur wirkt wie ein Korsett, das nicht nur die Bänder und Gelenke, sondern auch die Wirbelsäule stabil hält.

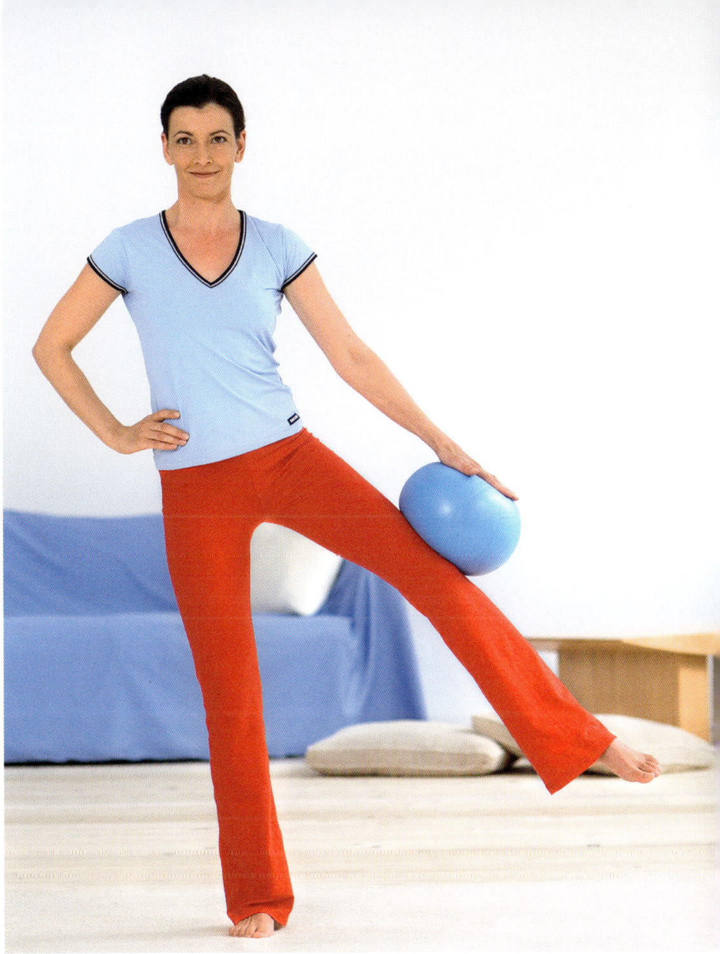

Nur was Spaß macht, bringt Erfolg – das gilt auch fürs Training.

Besonders wichtig ist dies für alle, die zu viel Gewicht auf den Hüften haben oder sich im Alltag zu wenig bewegen - also praktisch für die meisten von uns.

Mehr Power

Durch Muskelquickies entwickeln Sie auch Ihre Kraft - und das ist gut so: Wer glaubt, dass Kraft nur etwas für Gewichtheber ist, täuscht sich, denn Kraft brauchen Sie jeden Tag, ob Sie nun Ihren Rasen mähen, Umzugskisten tragen, Ihr Kind aus dem Autositz heben oder auch nur ein Gurkenglas öffnen müssen. Wer die entsprechende Power hat, lebt leichter, denn er fühlt sich vitaler und energiegeladener. Wer seine Ziele aktiv verwirklichen oder auch nur seine (Frei-)Zeit genießen will, braucht dazu einfach die nötige Power - und Muskelquickies bieten eine einfache Möglichkeit, sich die dazu nötigen Kraftreserven anzulegen. Wie heißt es außerdem so schön: »Use it or lose it!« - wenn Sie Ihre Kraft nicht nutzen, werden Sie mit der Zeit immer kraftloser werden.

Anti-Aging-Effekte

Natürlich geht das Älterwerden an keinem von uns spurlos vorbei. Dennoch: Manche Menschen sehen halb so alt aus, wie sie sind, bei anderen ist es eher umgekehrt. Neben der genetischen Veranlagung

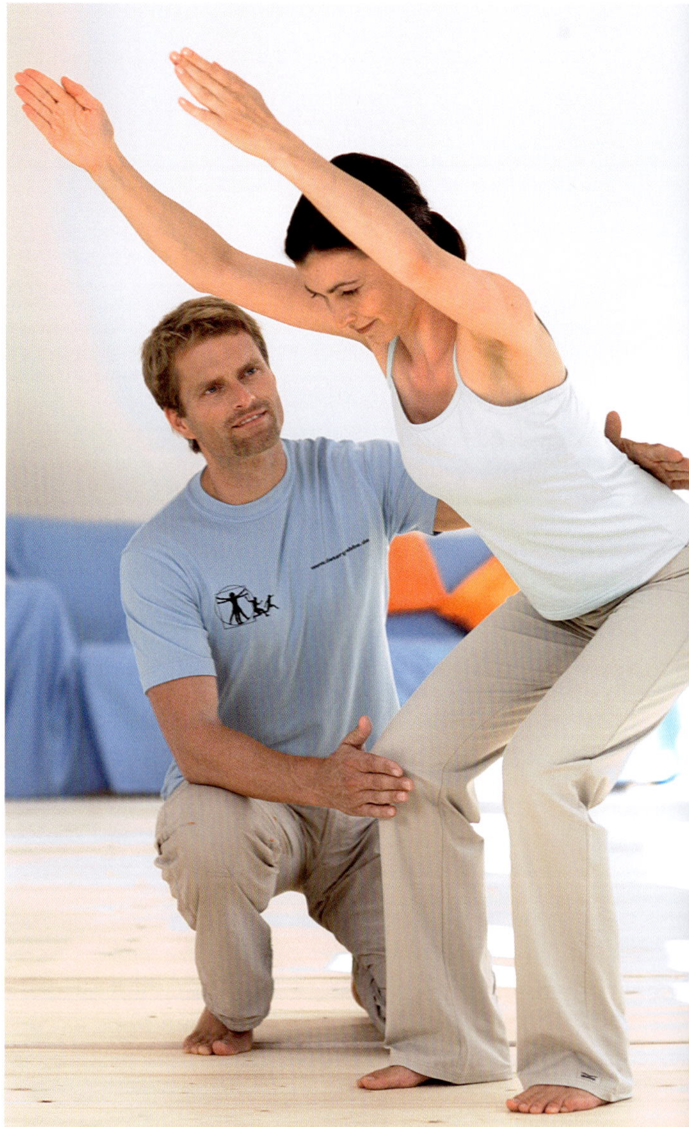

Achten Sie auf eine korrekte Ausführung der Übungen.

entscheidet vor allem unsere Lebensweise, wie schnell wir altern. Mit jedem Jahr, das vergeht, verlieren wir Muskelsubstanz. 70-Jährige haben daher meist nur noch halb so viel Muskelsubstanz wie 20-Jährige. Aber es gibt auch Gegenbeispiele! Moderates Muskeltraining – das zeigen Studien immer wieder – ist gerade in höherem Alter äußerst effektiv. Wer mäßig, aber regelmäßig etwas für seine Figur und somit für seine Muskeln tut, wird auch im hohen Alter noch gut auf den Beinen, auf dem Rad oder auf dem Tanzparkett sein. Vergessen Sie nicht: Muskeltraining glättet die Haut, verbrennt Fett und fördert sowohl die Durchblutung als auch die Entschlackung. Die dadurch erzielten Anti-Aging-Effekte sind oft wesentlich beeindruckender, als es bei manch einer gefährlichen Hormonkur oder vermeintlichen Wunderpille der Fall ist – und auf jeden Fall ist der natürliche Weg, jung zu bleiben, auch wesentlich gesünder.

Bessere Ausstrahlung, bessere Laune

Körper und Seele bilden eine untrennbare Einheit. Was immer wir tun, um seelisch ausgeglichen zu werden, ist auch gut für den Körper. Umgekehrt wirkt sich Körpertraining positiv auf unsere Stimmung aus, da die Produktion von Glückshormonen im Gehirn kräftig angekurbelt wird. Gleichzeitig werden Stresshormone umso schneller abgebaut,

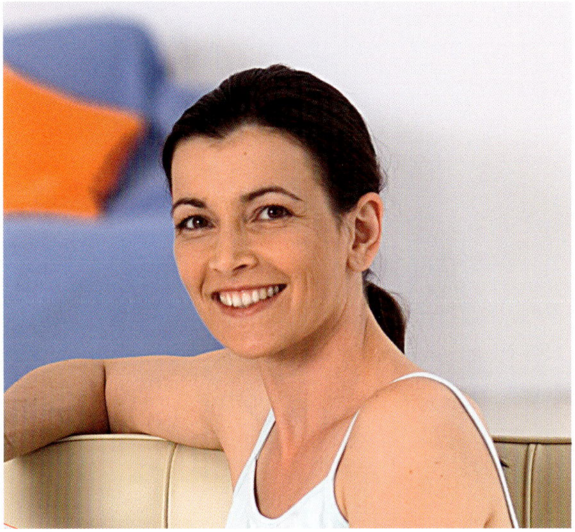

Wer sich gut fühlt, strahlt das auch aus.

je fitter man körperlich ist. Indem Sie Muskelquickies gezielt einsetzen, kümmern Sie sich um Ihren Körper und verbessern Ihr Körpergefühl. Jede einzelne Übung hilft Ihnen dabei, sich selbst intensiver zu spüren (und wahrzunehmen). Ein gut entwickeltes Körperbewusstsein fühlt sich aber nicht nur gut an, es stärkt auch das Selbstbewusstsein – und das überträgt sich auf andere. Wenn Sie bewusst an Ihrer Figur, Ihrer Haltung und Ihrem Körpergefühl arbeiten, bekommen Sie auch ein positiveres Selbstbild. Die Folge ist, dass Sie sich rundum vitaler und wohler fühlen, wovon auch Ihre Ausstrahlung profitiert.

Gut zu wissen: Tipps rund ums Training

Im Gegensatz zu vielen herkömmlichen Trainingsmethoden bietet Ihnen das Muskelquickies-Konzept ein paar besondere Vorteile: Zum einen können Sie die Übungen sehr leicht in Ihr Leben integrieren, brauchen keine Geräte und kein teures Outfit, zum anderen benötigen Sie nur sehr wenig Zeit. Im Folgenden finden Sie einige wichtige Tipps, die häufige Fragen rund ums Training beantworten und es Ihnen leicht machen, sofort einzusteigen.

WOHNZIMMER STATT FITNESS-STUDIO

Der wahrscheinlich beste Ort für Ihr Training ist zugleich der naheliegendste: Ihre eigene Wohnung. Sie halten sich regelmäßig zu Hause auf und weder Öffnungszeiten noch Studiogebühren oder lange Anfahrtswege können Sie davon abhalten, aktiv zu werden. Einige Quadratmeter freie Bodenfläche, etwas frische Luft und ein paar Minuten Zeit – das ist alles, was Sie brauchen.

Je weniger die Ruhe beim Üben und somit die Konzentration gestört wird, desto effektiver wird Ihr Workout. Schalten Sie also das Handy aus, hängen Sie falls nötig ein Schild an die Tür und reservieren Sie sich ganz bewusst etwas Zeit für sich selbst.

VOM RICHTIGEN ZEITPUNKT – IHR BIORHYTHMUS

Natürlich stellt sich die Frage, wann Sie am besten trainieren sollten. Das Wichtigste: Trainieren Sie regelmäßig! Besser ist es, nur zweimal pro Woche jeweils 10 Minuten zu investieren, als nach einem übertriebenen Marathonprogramm wochenlang zu pausieren, denn auch für Muskelquickies gilt: Nur steter Tropfen höhlt den Stein.

Was die optimale Tageszeit betrifft, so sollten Sie dabei Ihrem eigenen Rhythmus folgen. Rein physiologisch gesehen liegt die beste Zeit für körperliches Training morgens zwischen 7:30 und 10 Uhr und abends zwischen 17 und 20 Uhr. Allerdings gibt es Nachteulen, die gerne lange schlafen und Frühaufsteher, die schon um 6 Uhr putzmunter sind, daher ist es wichtig, dass Sie Ihre Trainingszeit an Ihre persönliche Leistungskurve anpassen.

TIPPS für den richtigen Zeitpunkt

> Wenn Sie sich noch vor dem Frühstück Zeit für einige Muskelquickies nehmen, werden Sie sich den ganzen Tag frischer und leistungsfähiger fühlen. Doch wie gesagt: Sie können die Techniken auch zu (fast) jeder anderen Tageszeit einplanen.

> Führen Sie die Muskelquickies nicht kurz vor dem Einschlafen durch, denn am späten Abend wirken sie zu aktivierend und könnten das Einschlafen erschweren.

> Voller Bauch trainiert nicht gerne: Lassen Sie nach einer größeren Mahlzeit mindestens eineinhalb Stunden vergehen, bevor Sie loslegen.

> Wenn Sie sich vornehmen, »irgendwann mal« zu trainieren, werden Sie kaum Erfolg haben. Planen Sie auch kurze Workouts fest ein – am besten im Terminkalender. So vermeiden Sie, dass immer wieder »etwas dazwischenkommt.«

> Wenn Sie nur einzelne Muskelquickies durchführen (also nicht im Sinne eines Workouts), brauchen Sie sich natürlich nicht an feste Zeiten zu halten. Hier sollten Sie lieber auf Ihre Intuition hören: Wann immer Sie das Gefühl haben, dass Ihnen eine kleine Übung gerade gut täte, sollten Sie sich nicht aufhalten lassen.

ALL YOU NEED IS …

Eine teure Golfausrüstung? Ein Mountainbike der Luxusklasse? Ein Vertrag, der Sie zwei Jahre lang an ein Fitness-Studio fesselt? All das können Sie getrost vergessen – zumindest, wenn es Ihnen vor allem darum geht, Ihren Körper in Form zu bringen. Die Muskelquickies-Ausrüstung stellt minimale Anforderungen.

Eine rückenschonende Unterlage

Trainieren Sie auf einer weichen, rutschfesten Unterlage – vor allem auf Parkett oder Steinböden ist dies besonders wichtig. Gute Gymnastik- oder Yogamatten kosten nicht viel, schonen Ihren Rücken und verhindern, dass Sie ins Rutschen kommen. Die optimale Gymnastikmatte ist etwa 180 cm lang und 80 cm breit. Sie können natürlich auch auf jedem beliebigen Teppichboden trainieren. Am besten legen Sie dann noch ein großes Handtuch unter.

Atmungsaktive Kleidung

Muskelquickies können Sie fast in jeder Bekleidung durchführen. Auf Mikrofaser- und High-Tech-Outfits können Sie durchaus verzichten – bequem und atmungsaktiv sollte Ihre Bekleidung jedoch unbedingt sein. Für die Workouts ziehen Sie am besten Jogginghose, T-Shirt oder ein Sweatshirt an. Im Sommer können Sie barfuß trainieren. Wenn es kalt ist, müssen Sie sich natürlich etwas wärmer anziehen.

Für die Muskelquickies, die Sie zwischendurch – also im Büro, auf der Autobahnraststätte oder im Zug – ausführen wollen, können Sie sich natürlich nicht erst umziehen. Doch wenn möglich, sollten Sie es sich immer bequem machen, indem Sie zumindest einengende Krawatten, Gürtel, beengende Jacken usw. ablegen.

FIT MIT LUFTBALLON – DER DIDIBALLOON

Woran denken Sie, wenn Sie einen Luftballon sehen? An Kindergeburtstage? Kein Wunder – so ging es mir auch, bevor ich den Ballon als hervorragendes kleines Fitnessgerät entdeckt und daraus das Ballooning-Prinzip entwickelt habe.

Um noch mehr Abwechslung in Ihre Workouts zu bringen, können Sie bei einigen Muskelquickies einen einfachen Luftballon verwenden. Das Training mit dem Ballon passt gut zum Muskelquickies-Konzept – das Hilfsmittel ist nicht teuer, schnell aufgeblasen und kann im Gegensatz zu Hanteln oder Gymnastikbällen auch gut auf Reisen mitgenommen werden. Wenn Sie möchten, können Sie sich natürlich einen DIDIballoon besorgen, der strapazierfähig und haltbarer ist, doch wie gesagt – jeder normale Luftballon tut es auch.

Bei Muskelquickies mit Ballon üben Sie Druck auf den Luftballon aus – das Prinzip ist ansonsten das gleiche wie bei den anderen Übungen. Beherzigen Sie jedoch Folgendes bei den Ballon-Übungen:

> Blasen Sie den Ballon nicht zu fest auf, damit er genug Druck aushält.

> Arbeiten Sie so viel wie möglich mit Muskelspannung – drücken Sie also nicht so fest, dass der Ballon platzt.

> Scharfe oder spitze Gegenstände wie kleine Steine, Schmuck, Uhren usw. dürfen natürlich nicht mit dem Ballon in Berührung kommen. Wenn Sie einen Herzschrittmacher haben, an Tinnitus leiden oder andere Probleme mit den Ohren haben oder wenn Sie besonders schreckhaft sind, sollten Sie für alle Fälle mit Ohrenstöpseln trainieren, denn jeder Luftballon kann natürlich auch einmal platzen und dabei entsteht ein lautes Knallen.

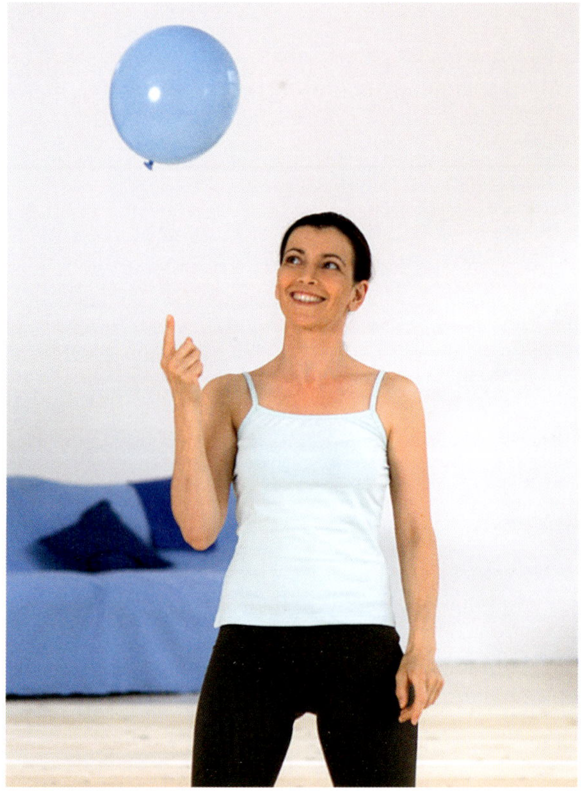

Statt zur Hantel können Sie auch zum Ballon greifen.

LIEBER NICHT TRAINIEREN, WENN ...

Muskelquickies können bei intensiver Ausführung zwar durchaus anstrengend werden, doch Herz und Kreislauf werden dabei kaum belastet und die Verletzungsgefahr ist äußerst gering. Wie bei jedem körperlichen Training gibt es jedoch auch für die Muskelquickies Gegenindikationen und Vorsichtsregeln, die Sie unbedingt beachten sollten:

> Übertreiben Sie nicht! Gerade Anfänger tun oft zu viel des Guten. Bei Muskelquickies ist diese Gefahr zwar klein, doch auch hier gilt: Hören Sie auf Ihren Körper, führen Sie lieber einige Wiederholungen weniger aus.

> Achten Sie auf die Signale Ihres Körpers! Ein gesundes Brennen in dem jeweils trainierten Muskel ist durchaus erwünscht, doch Schmerzen sind immer ein Warnsignal. Bei Unwohlsein, Schwindel oder Atemnot sollten Sie das Training unbedingt sofort abbrechen.

> Bei chronischen Erkrankungen, Herz-Kreislauf-Erkrankungen, Infektionen oder Erkältungskrankheiten müssen Sie ganz auf die Muskelquickies verzichten!

> Auch in der Schwangerschaft ist grundsätzlich Vorsicht geboten – vor allem im letzten Drittel. Fragen Sie Ihren Arzt, wie lange Sie noch gefahrlos trainieren können und welche Trainingsform für Sie optimal ist.

> Muskelquickies stärken Muskeln, Sehnen und Bänder und verbessern die Haltung – all das tut auch einem schwachen Rücken gut. Wer jedoch massive Probleme im Bereich der Bandscheiben oder Wirbelsäule hat, sollte erst seinen Arzt fragen, bevor er mit dem Training beginnt.

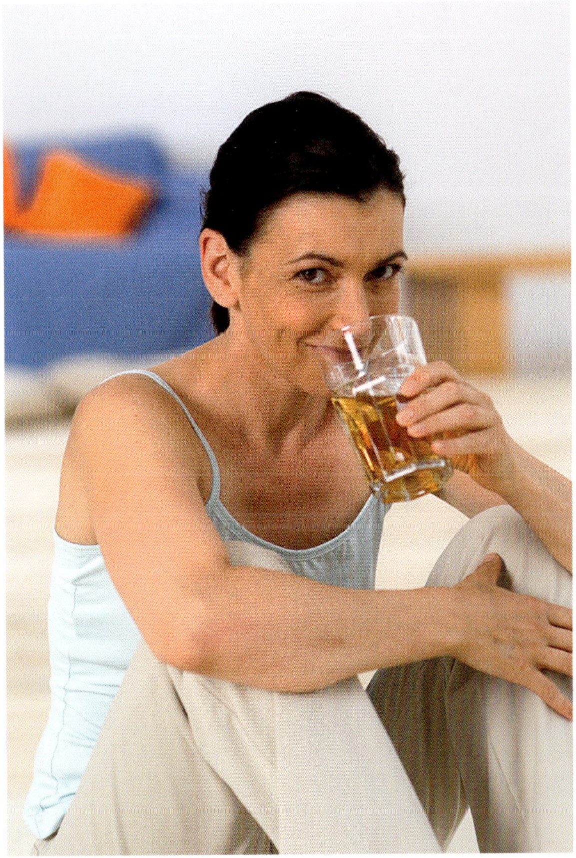

Für Anfänger gilt: Gehen Sie es entspannt und ruhig an.

Schöne Muskeln – quick & easy

Das Muskelquickies-Konzept ist ganz und gar auf Effektivität ausgerichtet. Die entscheidende Frage lautet: Wie können Sie mit möglichst einfachen, kleinen Schritten maximalen Erfolg erzielen?
Die Antwort finden Sie in den folgenden Punkten, die für das Muskelquickies-Konzept charakteristisch sind:

Wachstumsreize setzen

Unsere Figur wird leider nicht von alleine schlank und sportlich. Nur wer aktiv wird, kann positive Veränderungen bewirken. Muskeln wachsen nur am Widerstand. Wer allzu bequem lebt, verliert seine natürliche Fähigkeit, Widerstände zu überwinden und an ihnen zu wachsen – und das gilt nicht nur für unsere Persönlichkeit, sondern auch für unseren Körper.
Muskelquickies bieten Ihren Muskeln die nötigen Wachstumsreize, und zwar ganz egal, ob Sie völlig unsportlich oder schon gut trainiert sind. Je fitter Sie sind, desto stärker ist die Muskelspannung, die Sie aufbauen können. Das ist auch der Grund dafür, warum sogar Sportler die scheinbar so einfachen Techniken oft subjektiv als noch intensiver empfinden als Couchpotatoes.

Kurz und wohldosiert trainieren

Regelmäßig zwei- bis dreimal die Woche 10 Minuten – das schaffen Sie locker! Und für alle, die etwas mehr für sich tun wollen, gibt es noch die Muskelquickies für zwischendurch. Wenn Sie zusätzlich gerne joggen, dann lassen Sie sich nicht aufhalten – Bewegung tut immer gut, so lange Sie nicht übertreiben.

Auf die nötige Intensität achten

Um bei minimalem Aufwand optimale Erfolge erzielen zu können, müssen Sie intensiv trainieren. »Intensiv« heißt, dass Sie voll bei der Sache sein und nicht oberflächlich üben sollten. Auch wenn die Muskelquickies einfach aussehen – die Übungen haben es in sich, da sie sehr langsam durchgeführt werden und statische Phasen extremer Kontraktion beinhalten. Beim Fitnesstraining setzt sich langsam die Erkenntnis durch, dass sich die Intensität nicht durch noch mehr Sätze, noch mehr Wiederholungen und noch mehr Gewichte erzielen lässt. Stattdessen wird immer häufiger auf Slow-Motion (Zeitlupen-Technik), kürzere Trainingseinheiten und ausreichend (Frei-)Zeit für das Muskelwachstum gesetzt.

MUSKELQUICKIES: DIE TECHNIK

Die Technik, die bei den Muskelquickies angewendet wird, kombiniert bewährte Methoden wie dynamisches und statisches Training miteinander. Dabei dient die Technik in erster Linie dem Ziel, in möglichst kurzer Zeit intensive Trainingsreize zu setzen. Beachten Sie bei der Ausführung die folgenden, einfachen Grundprinzipien:

Training nach dem 1-Satz-Prinzip

Als »Satz« bezeichnet man im Fitnesstraining die Folge mehrerer Wiederholungen, die fließend durchgeführt werden. Jede Übung sollte nur einmal in Folge ausgeführt werden. Sie trainieren also nicht nach dem »Mehr-Satz-Prinzip«, sondern führen jeweils nur einen einzigen Satz aus.

Die 40-Sekunden-Formel

Ebenso wie auf zahlreiche Sätze können Sie bei den Muskelquickies auf endlose Wiederholungen verzichten – wie gesagt geht es nicht darum, möglichst lange zu trainieren. Mit der 40-Sekunden-Formel können Sie den jeweils trainierten Muskel in kürzester Zeit erschöpfen – und anfangs sind schon die 40 Sekunden oft zu lang.

Alle Muskelquickies bestehen aus einer dynamischen Phase, bei der langsame, fließende Bewegungen durchgeführt werden und einer statischen

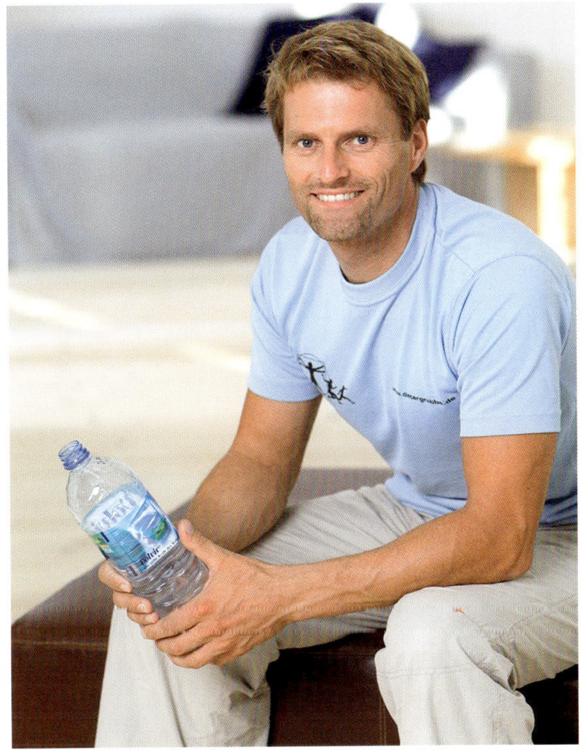

Machen Sie öfter mal (Trink)-Pause …

oder isometrischen Phase, in der der Muskel ohne Körperbewegung angespannt bleibt.

Slow-Motion – Bewegungen wie in Zeitlupe

In der dynamischen Phase der Muskelquickies trainieren Sie Ihre Muskeln »in Bewegung«. Ob Sie eine Langhantel beim Bankdrücken auf und ab bewegen oder Ihren eigenen Körper, wie etwa

Die Muskelquickies-Technik auf einen Blick

Jede Übung folgt demselben, einfachen Prinzip:
1. SLOW-MOTION – dynamische Phase:
Nachdem Sie die Ausgangsstellung eingenommen haben, führen Sie zunächst vier langsame Wiederholungen nach der Slow-Motion-Methode durch.
Nehmen Sie sich dabei sowohl für die Aufwärtsbewegung (Kontraktion) als auch für die Abwärtsbewegung (Extraktion) jeweils vier Sekunden Zeit. Eine Wiederholung dauert also acht Sekunden (je vier Sekunden pro Bewegungsamplitude).
2. ISOMETRIK – statische Phase:
Zum Abschluss der Übung spannen Sie den Muskel nochmals kräftig an und halten die Spannung acht Sekunden lang, ohne sich zu bewegen. Halten Sie dabei jedoch nicht den Atem an.

Wenn Sie vier Wiederholungen durchführen und die Spannung abschließend noch einmal acht Sekunden halten, kommen Sie auf genau 40 Sekunden. Die Anzahl der Wiederholungen können Sie natürlich je nach Fitnessniveau variieren.

bei Liegestützen, heben und senken: Immer dann, wenn Sie ein Gewicht gegen die Schwerkraft bewegen, kommt es zur dynamisch-konzentrischen Kontraktion, bei der sich der Muskel verkürzt. Jedes Mal wenn das Gewicht (oder Ihr Körper) wieder gesenkt oder zurückgeführt wird, tritt die dynamisch-exzentrische Phase ein, in der der weiterhin angespannte Muskel gedehnt wird.

Je langsamer Sie die Bewegungen ausüben, desto intensiver wird das Training. Das können Sie leicht ausprobieren: Wenn Sie schnelle Kniebeugen machen, schaffen Sie sicher deutlich mehr, als wenn Sie die Kniebeugen wie in Zeitlupe durchführen. Slow-Motion – also das Training mit zeitlupenartig langsamen Bewegungen – ist eigentlich keine neue, dafür aber eine wieder neu entdeckte Methode, die sehr effektiv ist und in kurzer Zeit zu guten Trainingserfolgen führt, da sie einige Vorteile hat:

> Sportwissenschaftler haben entdeckt, dass beim Zeitlupen-Training bis zu 100 Prozent mehr Muskelfasern aktiviert werden, als beim üblichen Krafttraining.

> Durch die sehr langsamen Bewegungen ist eine korrekte Ausführung sichergestellt.

> Die langsame Bewegungsgeschwindigkeit führt dazu, dass der trainierte Muskel in jeder Gelenkstellung optimal belastet wird, wodurch maximale Wachstumsreize ausgelöst werden.

Isometrik – Training ohne Bewegung

Alle Muskelquickies enden mit einer isometrischen Phase. Dabei wird die Anspannung in den Muskeln gehalten, die statische Arbeit leisten müssen.

(Auch das können Sie leicht ausprobieren: Ballen Sie die rechte Faust so fest wie möglich und fassen Sie mit der linken Hand um den rechten Unterarm – Sie werden dabei die Muskelanspannung im Unterarm spüren.)

Isometrisches Training war eine Zeit lang sehr populär, ist dann aber wieder ein wenig in Vergessenheit geraten. In der Krankengymnastik spielt diese Methode immer noch eine wichtige Rolle – beispielsweise, um Muskeln nach Unfällen oder Verletzungen, die eine lange Ruhigstellung zur Folge haben, wieder aufzubauen.

Studien zeigen, dass isometrische Übungen im Fitnessbereich vor allem bei Anfängern zu schnellen Erfolgen führen. Wer die Wahl zwischen dynamischem und rein isometrischem, also statischem Training hat, sollte sich auf lange Sicht eher für dynamische Methoden entscheiden. Ideal ist es jedoch, wie bei den Muskelquickies beide Methoden miteinander zu kombinieren. Nach der dynamischen Phase sorgt die statische Anspannung nämlich noch für den entscheidenden zusätzlichen Kick, der Ihr Training besonders intensiv macht.

Den Atem immer fließen lassen

Durch die richtige Atemtechnik nehmen Sie nicht nur ausreichend Sauerstoff auf, sondern Sie können bewusstes Atmen auch einsetzen, um die Ausführung der Muskelquickies zu unterstützen. Das Wichtigste dabei: Halten Sie die Luft keinesfalls an! Lassen Sie den Atem in jeder Phase der Übung fließen. Gerade in der statischen Phase ist die Versuchung groß, den Atem anzuhalten. Doch diese Pressatmung ist zu vermeiden, da sie das Üben letztlich erschwert und zudem den Blutdruck in die Höhe treibt. Beachten Sie bei den Muskelquickies daher die folgenden einfachen Atemregeln:

> Atmen Sie während der Belastung tief aus – also in der konzentrischen Phase, in der Sie das Gewicht heben und die Muskeln kräftig anspannen (beispielsweise wenn Sie den Oberkörper aus der Rückenlage vom Boden abheben).

> Atmen Sie durch die Nase ein, wenn Sie das Gewicht (Ihren Körper) wieder senken.

> Während Sie die Anspannung in der letzten, statischen Phase der Übung 8 Sekunden halten, sollten Sie unbedingt bewusst tief weiteratmen.

> Atmen Sie so weit wie möglich durch die Nase. Bei besonders anstrengenden Techniken können Sie aber auch dazu übergehen, durch die Nase ein- und tief durch den Mund auszuatmen.

Mentale Kräfte freisetzen

Der Weg zu Ihrer Idealfigur wird Ihnen umso leichter fallen, je besser es Ihnen gelingt, im Training den wichtigsten »Muskel« einzusetzen, den Sie

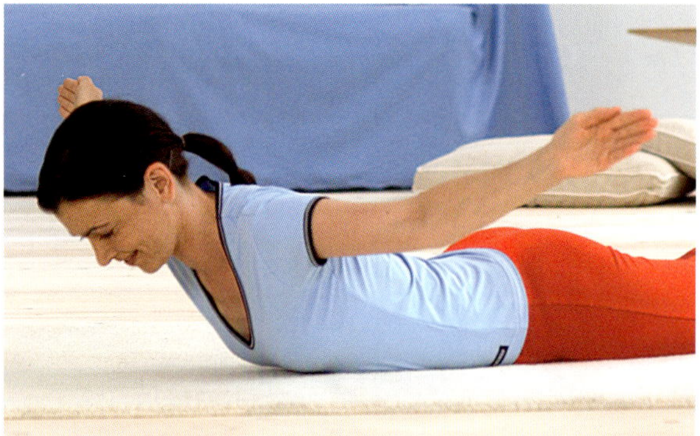

Nie mechanisch, sondern immer mit Köpfchen trainieren!

haben: Ihren Geist! Ganz gleich, ob für einzelne Übungen oder ganze Programme: Um Ihre mentalen Kräfte freizusetzen, sollten Sie einige Punkte beachten:

> Ihre Motivation ist entscheidend, da sie bestimmt, ob Sie dauerhaft durchhalten oder wieder aufgeben. Sie sollten ein klares Ziel haben und wissen, wie viel Kilogramm Sie zum Beispiel abnehmen wollen. Noch besser: Sie entwickeln ein inneres Bild davon, wie Sie in einigen Monaten aussehen möchten und malen Ihre Fortschritte vor Ihrem geistigen Auge in den schönsten Farben aus.

> Verabschieden Sie sich von der Vorstellung, dass körperliches Training »stressig« ist. Stress entsteht fast immer im Kopf: Gerade bei den Muskelquickies geht es nicht darum, einen unüberwindbaren Gipfel zu erklimmen, sondern nur regelmäßig einige einfache Übungen auszuführen. Sagen Sie sich immer wieder: »Es ist ganz leicht – ich schaffe das locker!«

> Bewahren Sie die mentale Kontrolle über Ihren Körper. Führen Sie alle Bewegungsabläufe kontrolliert, fließend und präzise durch – ohne mit Schwung zu arbeiten und ohne ruckartige Bewegungen auszuführen. Schließlich dienen die Muskelquickies dazu, die Muskeln zu fordern, statt Gelenke oder Bänder zu überfordern. Und das klappt nur, wenn Sie mental voll bei der Sache sind.

> Trainieren Sie entspannt und mit einem Lächeln. Ehrgeiziges, verbissenes Training verbessert Ihre Figur zwar sicher auch, aber es ist bei weitem nicht so gesund. In einer Studie konnte nachgewiesen werden, dass der Cholesterinspiegel bei Menschen, die locker und mit Freude Sport trieben, deutlich sank, während dies bei Sportlern, die verbissen trainierten, erstaunlicherweise nicht der Fall war. Nur wenn Sie eine entspannte Einstellung zu körperlichem Training gewinnen, werden Sie auf Dauer erfolgreich sein.

GEBRAUCHSANLEITUNG FÜR DEN ÜBUNGSTEIL

Ab Seite 38 finden Sie die Beschreibung sämtlicher Muskelquickies, die dazu gehörenden Fotos und Tipps für die korrekte Ausführung. Bevor Sie loslegen, folgt hier noch eine kleine Gebrauchsanleitung für den Übungsteil:

Die Basics: Muskelquickies auf der Matte

Im Kapitel »Los geht's! Die besten Muskelquickies« lernen Sie ab Seite 36 die 30 Grundübungen kennen – die Basics, die zugleich die Grundlage für die Übungsprogramme bilden. Diese Techniken wurden vorwiegend für das »Mattentraining« konzipiert und sollten somit am Boden (am besten auf dem Teppich oder einer Gymnastikmatte) durchgeführt

ZUR INFO

>> *Lesen Sie sich immer zunächst die Übungsbeschreibung genau durch und stellen Sie sich die Übung bildlich vor, bevor Sie sie ausführen.*

>> *Beachten Sie auch die Fotos und den jeweiligen Kasten »Check Points – bitte beachten«, der wichtige Tipps zur korrekten Durchführung sowie Warnhinweise enthält.*

>> *Die Muskelquickies haben unterschiedliche Schwierigkeitsgrade – einige sind sehr intensiv, während andere besonders leicht fallen. Bei jeder Übung ist der Schwierigkeitsgrad markiert:*

▶ ***leichte und sehr leichte Intensität***

▶▶ ***mittlere Intensität***

▶▶▶ ***hohe bis sehr hohe Intensität***

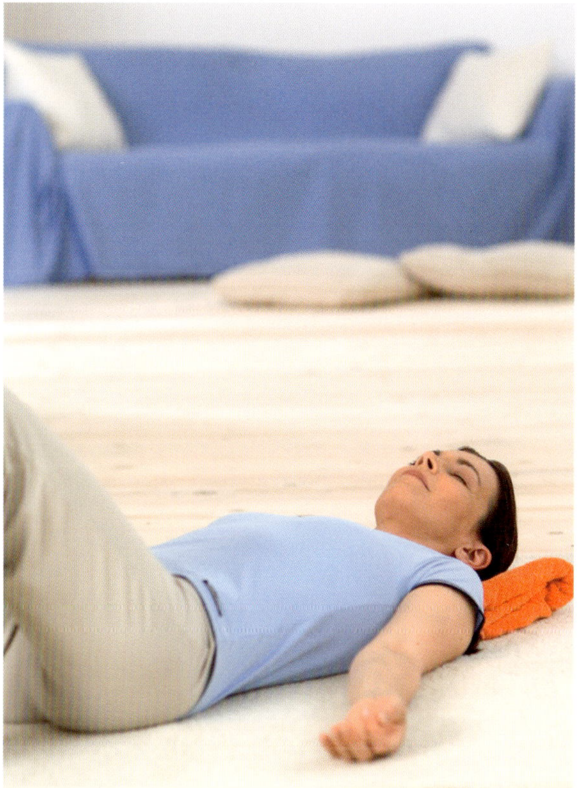

Jede Übung wird mit einer Kurzentspannung beendet.

werden. Dabei ist es ganz gleich, ob Sie zu Hause, im Hotel, auf Ihrer Gartenwiese oder im Urlaub am Strand üben.

Nach Ausführung der dynamischen und statischen Phase wird jede Übung mit einer Relax-Phase abgeschlossen. Da die Muskelquickies Ihre Muskulatur

stark anregen, sollten Sie sich nach jeder Übung eine kurze Pause gönnen, in der Sie die Augen schließen und einige Male tief in den Bauch atmen. Die Pausen dienen auch dazu, den Wirkungen der Übungen nachzuspüren, und sie verbessern Ihr Körpergefühl.
Sie können aus den 30 Grundübungen einzelne heraussuchen und diese dann kreativ einsetzen – zum Beispiel gleich nach dem Aufstehen als Morgengymnastik oder um lange Schreibtisch-Sitzungen aufzulockern. Um Ihre Figur effektiv zu trainieren, ist es jedoch nötig, darüber hinaus regelmäßig kurze Programme durchzuführen – die Muskelquickie-Workouts.

Die Muskelquickie-Workouts

Ab Seite 98 finden Sie kurze Workouts, die aus den 30 Grundübungen zusammengestellt wurden, um:

> Abwechslung in Ihr Training zu bringen,
> Ihre Fitness und Ihr Aussehen Schritt für Schritt zu verbessern,
> Ihnen zu helfen, Ihre persönlichen Ziele zu erreichen.

Um Wiederholungen zu vermeiden, werden im Workout-Teil nur noch die Fotos mit Seitenverweisen gezeigt. Unter den acht Workouts finden Sie ein:

> **Schnellprogramm für Anfänger (Seite 98)**
Ein ideales Einsteigerprogramm, für alle, die wenig Zeit haben und bisher kaum Sport getrieben haben. Bleiben Sie mindestens vier bis sechs Wochen bei diesem Programm, bevor Sie zum nächsten wechseln.

> **Schnellprogramm für Fortgeschrittene (Seite 99)**
Dieses Programm enthält etwas intensivere Übungen. Es eignet sich für Einsteiger, die sportlicher Aktivität auch sonst nicht abgeneigt sind, oder für alle, die mindestens vier Wochen lang das »Schnellprogramm für Anfänger« durchgeführt haben.

> **Basic-Programm für Anfänger (Seite 100)**
Das Programm richtet sich an alle, die etwas mehr Zeit für Ihr Aussehen investieren wollen. Die Übungen sind überwiegend einfach und eignen sich vor allem für Einsteiger – auch für diejenigen, die Ihr Training nach ersten Erfahrungen mit dem »Schnellprogramm« noch ein wenig erweitern wollen.

> **Basic-Programm für Fortgeschrittene (Seite 101)**
Wer regelmäßig etwa 10 bis 15 Minuten Zeit hat und auch sonst nicht gerade zu den Couchpotatoes gehört, ist mit diesem Programm gut beraten. Das recht intensive Workout eignet sich außerdem für

alle, die bereits mindestens vier Wochen lang das »Basic-Programm für Anfänger« durchgeführt haben.

> **Programm für sie: Bauch, Beine, Po (Seite 102)**
Alle Übungen wirken gezielt auf die Muskulatur der so genannten Problemzonen Bauch, Beine und Po. Erfahrungsgemäß haben vor allem Frauen den Wunsch, Ihren Körper in diesen Bereichen zu straffen, aber natürlich dürfen auch die Herren der Schöpfung dieses Workout ausführen.

> **Programm für ihn: Ein kräftiger Oberkörper (Seite 103)**
Die Übungen bauen in kurzer Zeit eine gut trainierte Figur auf – vor allem Brust, Schultern, Arme und Bauch werden trainiert, und damit die Partien, denen Männer beim Training üblicherweise besonders viel Aufmerksamkeit schenken. Auch hier gilt umgekehrt, dass das Programm natürlich genauso von Frauen durchgeführt werden kann.

> **Rückenprogramm (Seite 104)**
Rücken-, Schulter- und Nackenschmerzen gehören heute zu den lästigen Volksleiden. Langes Sitzen, Bewegungsmangel und einseitige Körperhaltungen erhöhen das Risiko. Die Übungen in diesem Programm stärken alle wichtigen Rückenmuskeln, helfen Verspannungen abzubauen und verbessern die Haltung. Das Workout ist ideal für alle, die viel sitzen müssen.

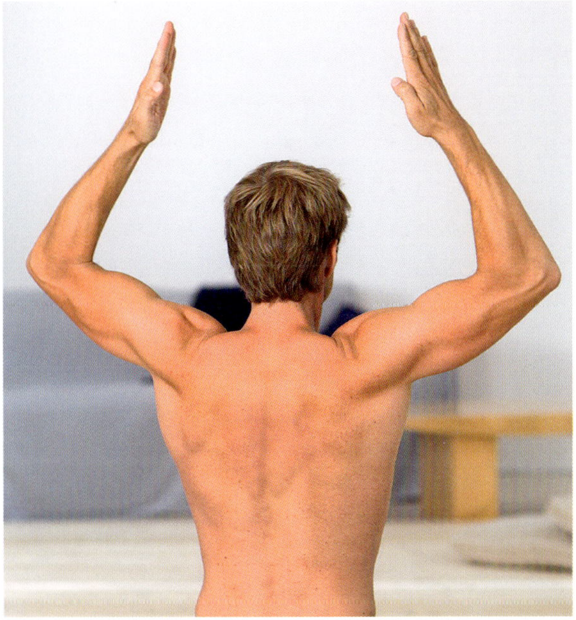

Ein starker Rücken macht keine Probleme.

> **Minimalprogramm für Couchpotatoes (Seite 105)**
Auch wer nach der Devise »No Sports!« lebt, muss nicht den Kopf in den Sand stecken. Vier bis fünf Minuten schafft schließlich jeder, und die Übungen im Minimalprogramm sind dazu so einfach, dass selbst eingefleischte Couchpotatoes dafür gerne mal das Sofa verlassen, um etwas für Ihr Aussehen und Ihre Haltung zu tun. Wer nach diesem Programm Lust auf Mehr hat, kann dann zu den Schnellprogrammen übergehen.

TIPPS für Ihre Workouts

- >> *Führen Sie 2- bis 3-mal pro Woche ein kurzes Workout durch.*
- >> *Suchen Sie sich das Programm aus, das am besten zu Ihren Bedürfnissen passt. Wechseln Sie das Programm aber spätestens nach zwei Monaten, um Ihre Muskulatur möglichst harmonisch zu entwickeln.*
- >> *Auf ein Warm-up können Sie zwar grundsätzlich verzichten, doch gerade wenn Ihr Körper kalt oder steif ist, kann es nicht schaden, eine schnelle Runde um den Block zu gehen, ein wenig mit einem Seil zu springen oder ein paar Minuten nach der Lieblingsmusik durchs Zimmer zu tanzen, um locker zu werden und den Körper optimal auf das Workout vorzubereiten.*
- >> *Legen Sie Pausen ein und führen Sie nicht an direkt aufeinander folgenden Tagen intensive Workouts durch. An Ihren Pausentagen können Sie jedoch gezielt Ihre Ausdauer trainieren. Ziehen Sie Ihre Joggingschuhe an, schwingen Sie sich aufs Rad oder machen Sie einen flotten Spaziergang – gerade die Kombination aus Muskelquickies und vielfältiger Bewegung bringt die besten Erfolge!*

SO DREHEN SIE AN DER INTENSITÄTSSCHRAUBE:

Die Workouts in diesem Buch dienen lediglich als Orientierungshilfe. Wenn Sie Ihr Training variieren wollen, dann tauschen Sie ruhig einmal die eine oder andere Übung aus oder erweitern Sie Ihr Workout noch durch ein oder zwei Muskelquickies. Je nach Fitness werden Sie die Intensität in den einzelnen Programmen vielleicht noch ein wenig steigern oder senken wollen. Indem Sie einige Faktoren verändern, können Sie an der Intensitätsschraube drehen:

> Wenn die Slow-Motion-Phase zu anstrengend wird, können Sie die Bewegungen auch etwas schneller durchführen – statt 8 Sekunden planen Sie dann nur 6 Sekunden für den Bewegungsablauf ein (3 Sekunden heben, 3 Sekunden senken)

> Sie können die Wiederholungszahl verändern: Anfangs schaffen Sie statt der empfohlenen vier vielleicht nur zwei oder drei Wiederholungen pro Übung. Ist Ihre Muskulatur entsprechend entwickelt, könnten vier Wiederholungen hingegen zu wenig sein, dann können Sie auf sechs oder acht steigern.

> Ändern Sie die Länge der Pausen: Als Anfänger sollten Sie mindestens 5-mal tief in den Bauch atmen, bevor Sie zur nächsten Übung übergehen. Wenn Sie fit sind, genügt auch eine sehr kurze Pause, um sich zu entspannen.

Die Muskelquickies im Alltag

Ab Seite 106 finden Sie Muskelquickies, die sich besonders gut für den Alltagsgebrauch eignen, da sie im Sitzen und Stehen oder am Schreibtisch durchgeführt werden können. Gerade wer häufig unter Zeitmangel leidet, wird es vielleicht am einfachsten finden, »mitten im Leben« zu trainieren, statt gezielte Workouts durchzuführen. Ansonsten eigenen sich die Übungen aber auch sehr gut als Ergänzung zu den Workouts – einfach als zusätzliche kleine Fitness-Einheiten für zwischendurch. Die Muskelquickies im letzten Kapitel laden Sie dazu ein, möglichst viele Gelegenheiten zu nutzen, um Ihre Muskeln zu trainieren. Ob beim morgendlichen Duschen, in der Warteschlange, auf der Treppe, auf dem Sofa oder sogar im Büro – Ihr Einfallsreichtum ist dabei immer gefragt. Und Ihre Muskeln können Sie ja tatsächlich fast überall anspannen:

> Beim Zähneputzen (indem Sie auf den Zehenspitzen stehen und die Waden kräftig anspannen)
> Im Auto vor der roten Ampel (ziehen Sie die Schultern langsam hoch, spannen Sie die Muskeln an, dann wieder fallen lassen und das Ganze mehrmals wiederholen)
> Im Büro (indem Sie mit den Unterarmen mehrmals kräftigen Druck auf die Schreibtischplatte ausüben)
> Auf dem Sofa (hier können Sie einige Übungen für die Bauch- oder Rückenmuskeln aus dem Hauptteil an Sofaverhältnisse anpassen)

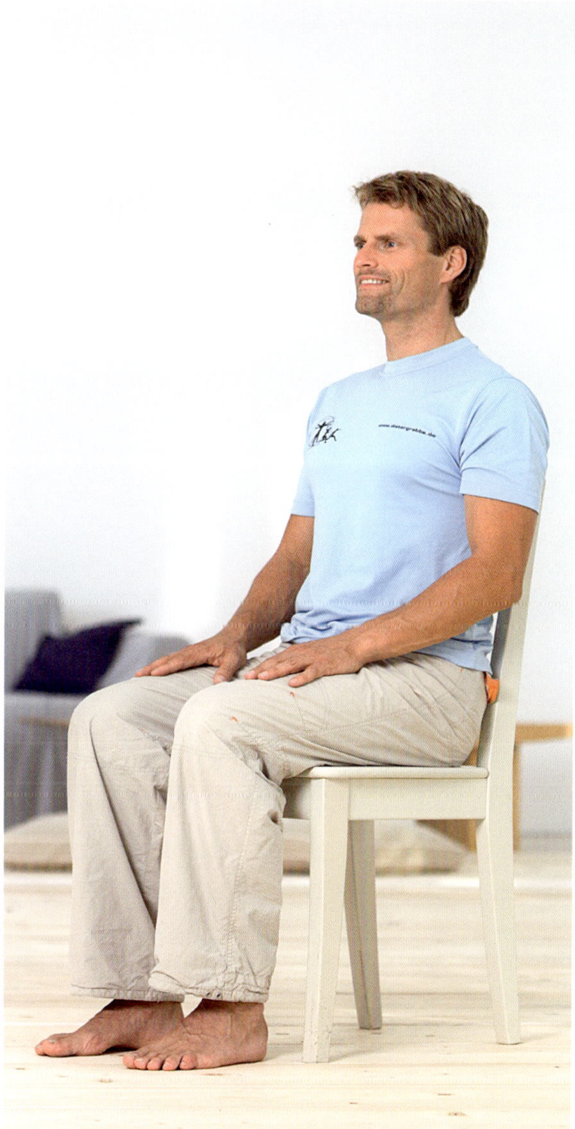

Ihre Muskeln können Sie überall trainieren – sogar im Sitzen.

Los gehts!

Los gehts!

Die besten Muskelquickies

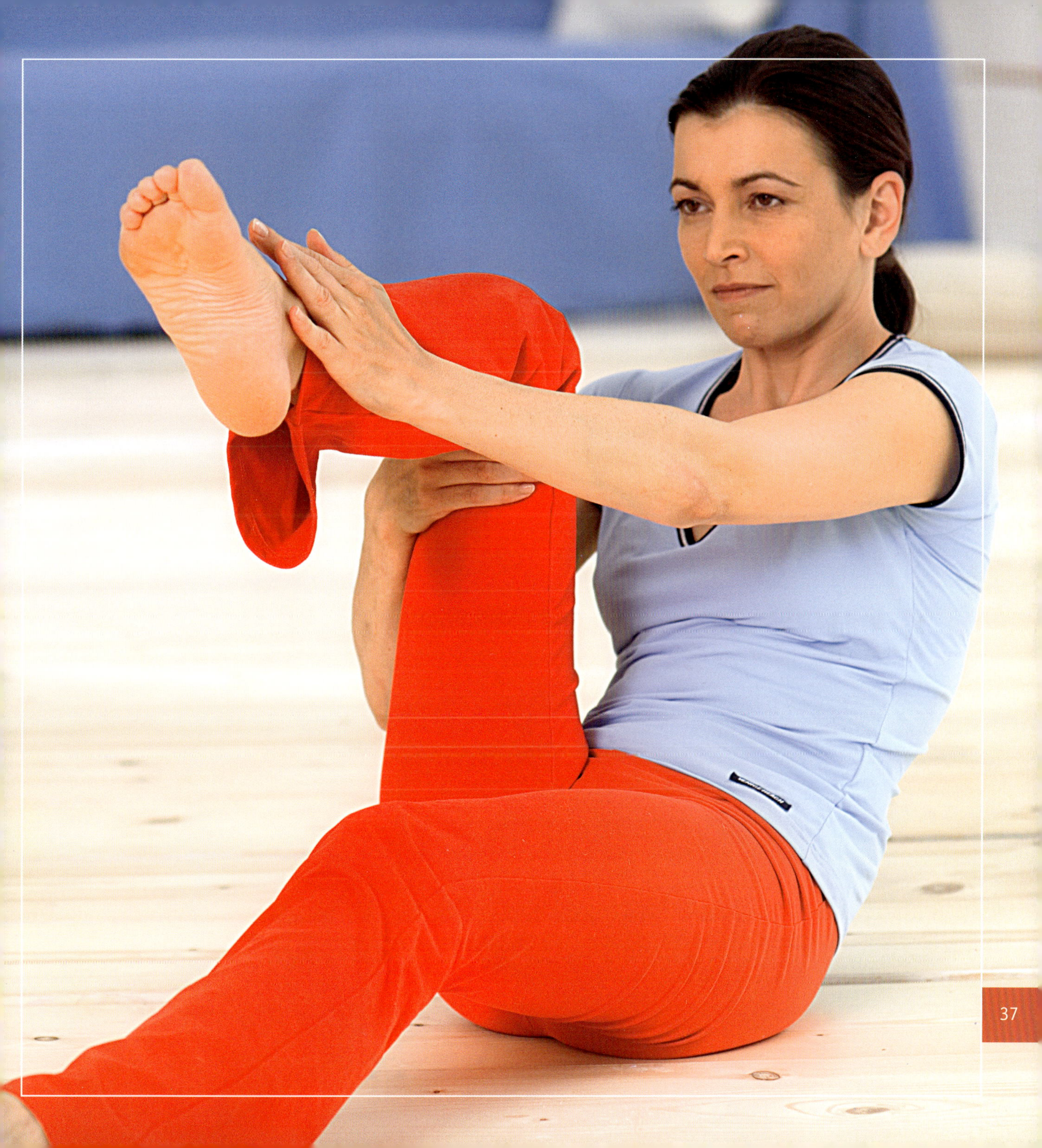

Beine 1: SIDE LIFT

AUSGANGSSTELLUNG

> Sie beginnen diese Übung in der Seitenlage. Ihr linker Arm ist gebeugt und Ihr Kopf ruht auf dem Oberarm. Den rechten Arm winkeln Sie an und stützen die Handfläche auf den Boden, vor Ihrer Brust.

> Beide Beine sind gestreckt. Spannen Sie Po- und Bauchmuskulatur jetzt leicht an.

1. DYNAMISCHE PHASE

> Um in die Endstellung zu kommen, atmen Sie aus und heben das obere, rechte Bein langsam einige Zentimeter vom Boden ab. Drücken Sie dabei mit der rechten Hand gegen den Boden, um die Stellung zu stabilisieren.

> Einatmend senken Sie das angehobene Bein wieder, ohne es jedoch auf dem unteren, linken Bein abzulegen.

2. STATISCHE PHASE

> Nach der letzten Wiederholung bleiben Sie in der Endstellung und halten die Spannung der Muskulatur noch einmal 8 Sekunden lang. Halten Sie den

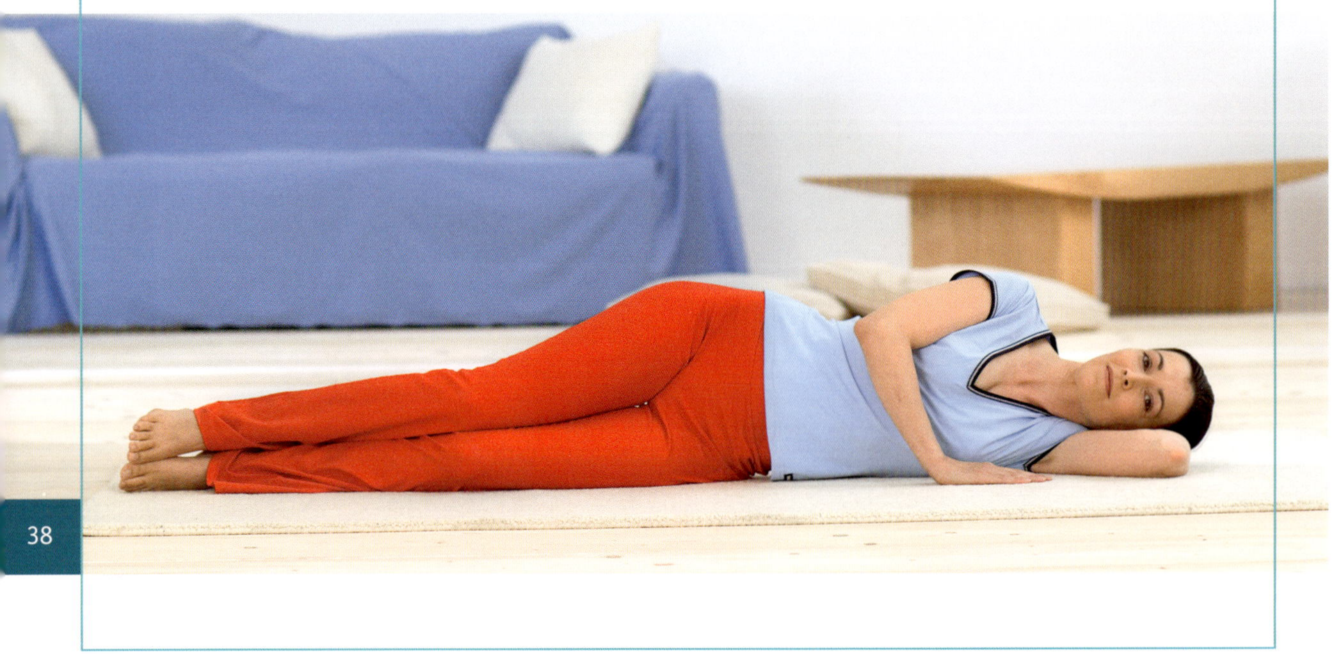

Atem auch während dieser statischen Phase nicht an, sondern lassen Sie ihn frei fließen.

3. RELAX-PHASE

> Lassen Sie nun das Bein wieder sinken, so dass es auf dem unteren liegt.

> Kommen Sie dann in die Rückenlage und entspannen Sie sich, bevor Sie die Übung auf der anderen Seite wiederholen. (Atmen Sie in der Pause einige Male tief in den Bauch).

Check Points – bitte beachten

>> *Achten Sie während der Übung darauf, den Nacken zu entspannen und den Kopf ruhig auf dem unteren Arm liegen zu lassen!*

>> *Der Oberschenkel des unteren Beines, der Körper und der untere Arm sollten möglichst auf einer Linie liegen.*

>> *Führen Sie die Übung kontrolliert und langsam durch und achten Sie darauf, wirklich nur die Muskeln anzuspannen, die für das Heben des Beines nötig sind!*

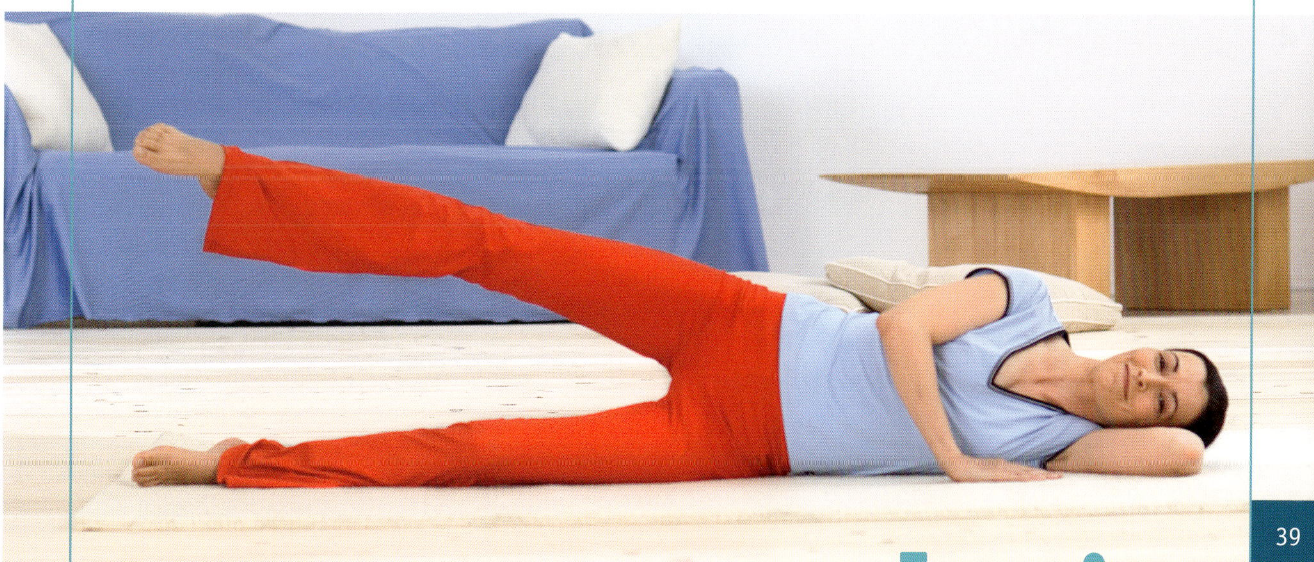

Beine 2: LEG LIFT

AUSGANGSSTELLUNG

> Bei dieser Übung starten Sie aus dem Fersensitz – dazu knien Sie und Ihre Fersen berühren das Gesäß. Wenn Sie möchten, können Sie ein dünnes Kissen zwischen Po und Fersen legen.

> Die Knie sind geschlossen, der Rücken ist aufrecht und die Schultern sind entspannt. Legen Sie Ihre Hände entspannt auf den Oberschenkeln ab oder führen Sie sie zum Rücken.

1. DYNAMISCHE PHASE

> Um in die Endstellung zu kommen, atmen Sie aus, spannen die Oberschenkelmuskeln an und heben gleichzeitig den Po langsam einige Zentimeter von den Fersen ab. Strecken Sie die Oberschenkel nie ganz in die Senkrechte, damit die Spannung erhalten bleibt.

> Einatmend senken Sie den Po wieder bis knapp über die Fersen, ohne ihn abzusetzen.

2. STATISCHE PHASE

> Am Ende der letzten Wiederholung bleiben Sie in der Endstellung und halten die Spannung in der Oberschenkelmuskulatur noch einmal 8 Sekunden. Halten Sie den Atem während dieser statischen Phase nicht an, sondern lassen Sie ihn frei strömen.

3. RELAX-PHASE

> Setzen Sie sich abschließend wieder auf Ihre Fersen – lösen Sie dann die Haltung, schütteln Sie die Beine kurz aus und legen Sie sich auf den Rücken, um sich einige Sekunden lang zu entspannen.

Check Points – bitte beachten

>> *Halten Sie während der ganzen Übung den Rücken gerade! Die Wirbelsäule bleibt aufrecht, der Blick geht nach vorne.*

>> *Führen Sie die Übung kontrolliert durch – vermeiden Sie es, Ihr Becken mit Schwung zu heben. Führen Sie die Auf- und Abwärtsbewegung mit der Kraft der Oberschenkel durch.*

>> *Verzichten Sie bei Knieproblemen auf diese Übung!*

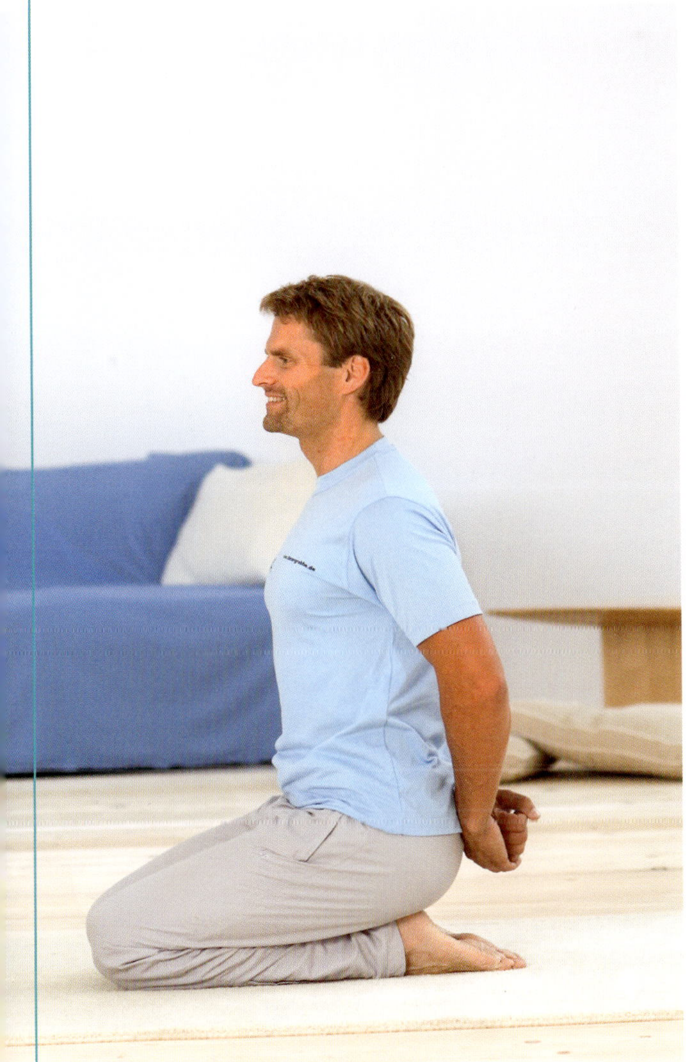

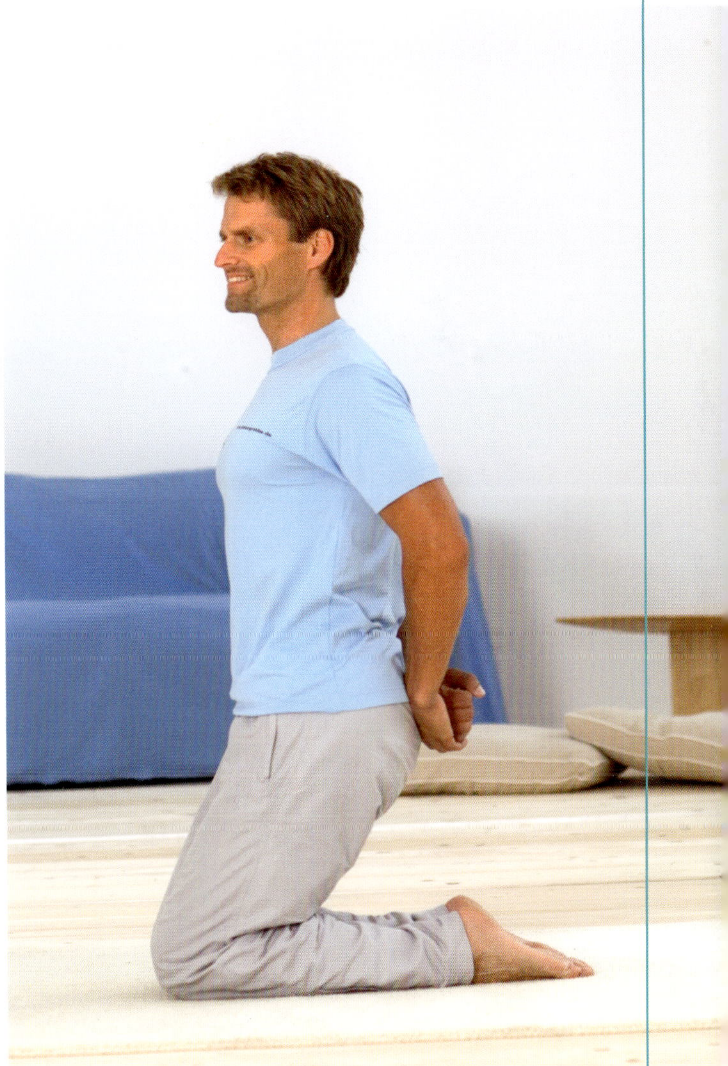

Beine 3: PELVIS LIFT

AUSGANGSSTELLUNG

> Sie beginnen in der Rückenlage. Ihr Rücken (einschließlich der Halswirbelsäule) sollte dabei gerade sein. Ihre Arme und Schultern sind entspannt. Die Arme ruhen locker neben dem Körper.

> Ihre Beine sind geschlossen und in den Knien leicht angewinkelt. Die Fersen sind aufgestellt, so dass die Zehenspitzen nach oben weisen.

1. DYNAMISCHE PHASE

> Um in die Endstellung zu kommen, atmen Sie aus und heben Po und Rücken so weit vom Boden ab, bis Oberschenkel, Bauch und Brust auf einer Linie liegen. Ihr Körpergewicht lastet nun ausschließlich auf den Fersen und dem Schultergürtel.

> Einatmend senken Sie den Po wieder bis knapp über den Boden ab, ohne dabei den Po den Boden berühren zu lassen.

2. STATISCHE PHASE

> Am Ende der letzten Wiederholung bleiben Sie in der Endstellung und halten die Spannung in der hinteren Oberschenkelmuskulatur und dem unteren Rücken noch einmal 8 Sekunden

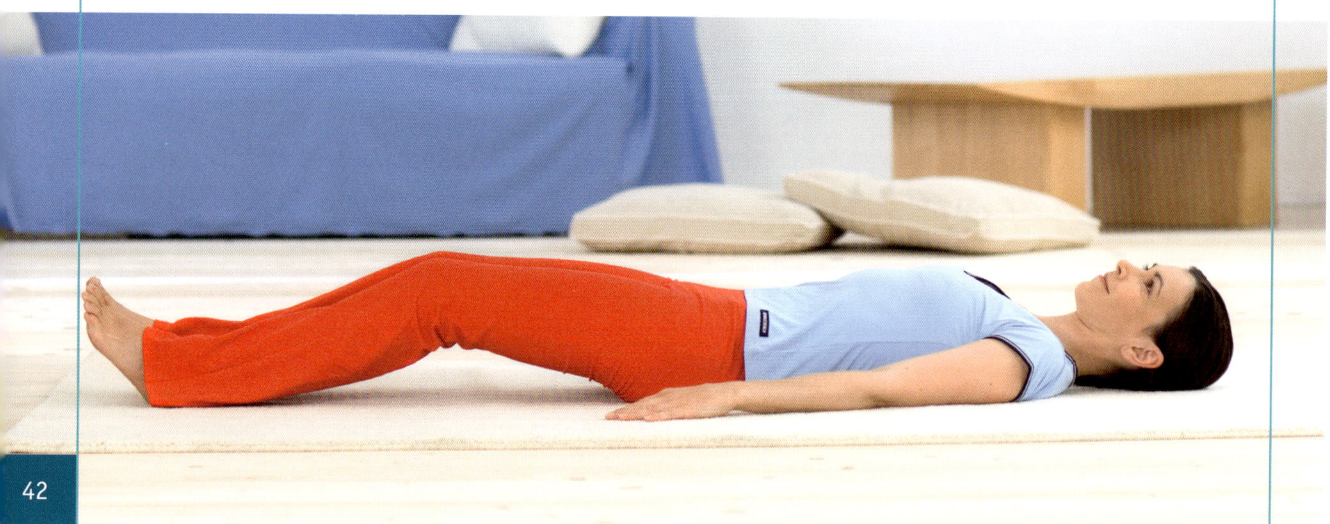

bewusst an. Halten Sie den Atem während dieser statischen Phase nicht an, sondern atmen Sie tief durch.

3. RELAX-PHASE

> Senken Sie abschließend den Po wieder auf den Boden. Lassen Sie dann die Beine ebenfalls locker. Bleiben Sie noch kurz auf dem Rücken liegen, um zu entspannen.

> Atmen Sie einige Male tief in den Bauch. Können Sie die starke Durchblutung in den Oberschenkeln spüren?

Check Points – bitte beachten

- >> *Lassen Sie während der Übung die Arme und den Nacken vollkommen entspannt!*
- >> *Führen Sie die Übung kontrolliert durch – vermeiden Sie es, Ihr Becken mit Schwung zu heben. Führen Sie die Auf- und Abwärtsbewegung nur mit der Kraft der Oberschenkel- und Rückenmuskeln durch.*
- >> *Spannen Sie die Bauchmuskeln während der Übung bewusst an, indem Sie den Nabel leicht einziehen.*

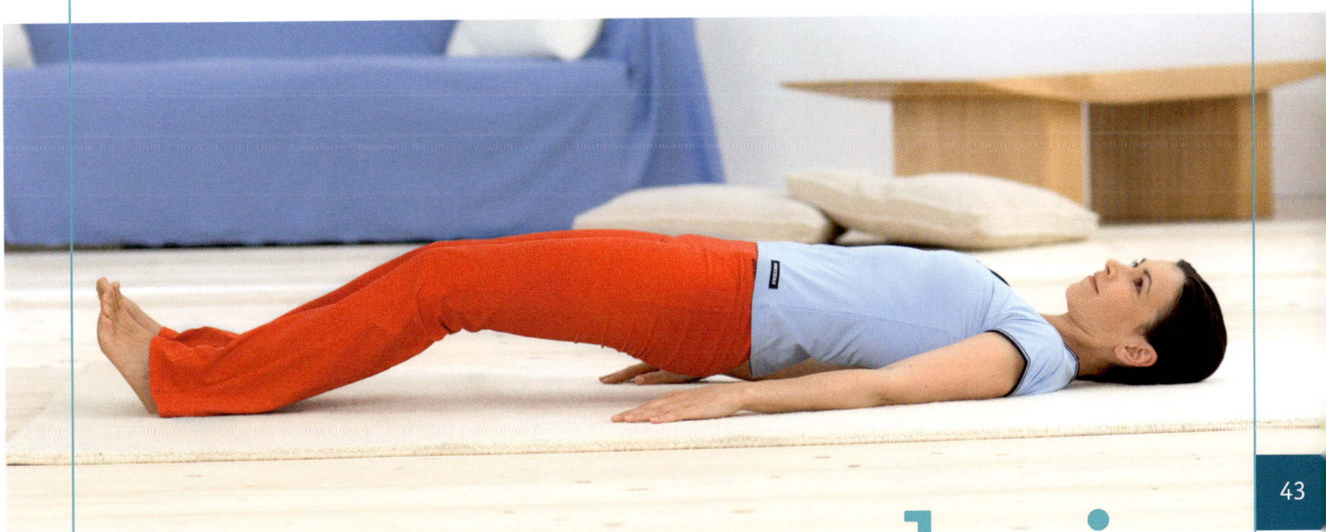

Beine 4: STANDING SIDE LIFT (mit Ballon)

AUSGANGSSTELLUNG

> Diese Übung beginnen Sie im Stehen. Stehen Sie stabil, aber entspannt. Die Knie sollten dabei leicht gebeugt bleiben. Der Rücken ist aufrecht und der Blick ist nach vorne gerichtet.

> Stützen Sie die rechte Hand in die Hüfte und drücken Sie mit der linken Hand den Luftballon seitlich gegen den linken Oberschenkel. Verlagern Sie Ihr Gewicht dann vollständig auf das rechte Bein.

1. DYNAMISCHE PHASE

> Um in die Endstellung zu kommen, atmen Sie aus, spannen die Pomuskeln an und heben das linke Bein langsam einige Zentimeter seitlich nach oben. Ihre Hand drückt währenddessen ständig leicht gegen den Ballon, so dass die Spannung erhalten bleibt.

> Einatmend senken Sie das Bein wieder, ohne es jedoch auf dem Boden abzusetzen.

2. STATISCHE PHASE

> Am Ende der letzten Wiederholung bleiben Sie in der Endstellung und halten die Spannung noch einmal 8 Sekunden. Die Hand drückt weiterhin gegen den Ballon. Halten Sie den Atem während dieser statischen Phase nicht an, sondern atmen Sie tief durch.

3. RELAX-PHASE

> Lassen Sie abschließend das Bein sinken und stellen es auf dem Boden ab. Schütteln Sie die Beine kurz aus, bevor Sie die Übung mit der rechten Seite wiederholen.

Check Points – bitte beachten

>> *Halten Sie den Rücken gerade! Die Wirbelsäule bleibt aufrecht, der Blick geht nach vorne.*

>> *Führen Sie die Übung kontrolliert durch – heben Sie das Bein nicht ruckartig oder mit Schwung. Führen Sie die Auf- und Abwärtsbewegung nur mit der Kraft der Bein-, Gesäß- und Rückenmuskeln durch.*

>> *Wenn Sie nicht stabil stehen, können Sie sich anfangs an einer Wand oder einem Stuhl abstützen.*

>> *Achtung beim Üben mit einem Luftballon, er kann auch platzen.*

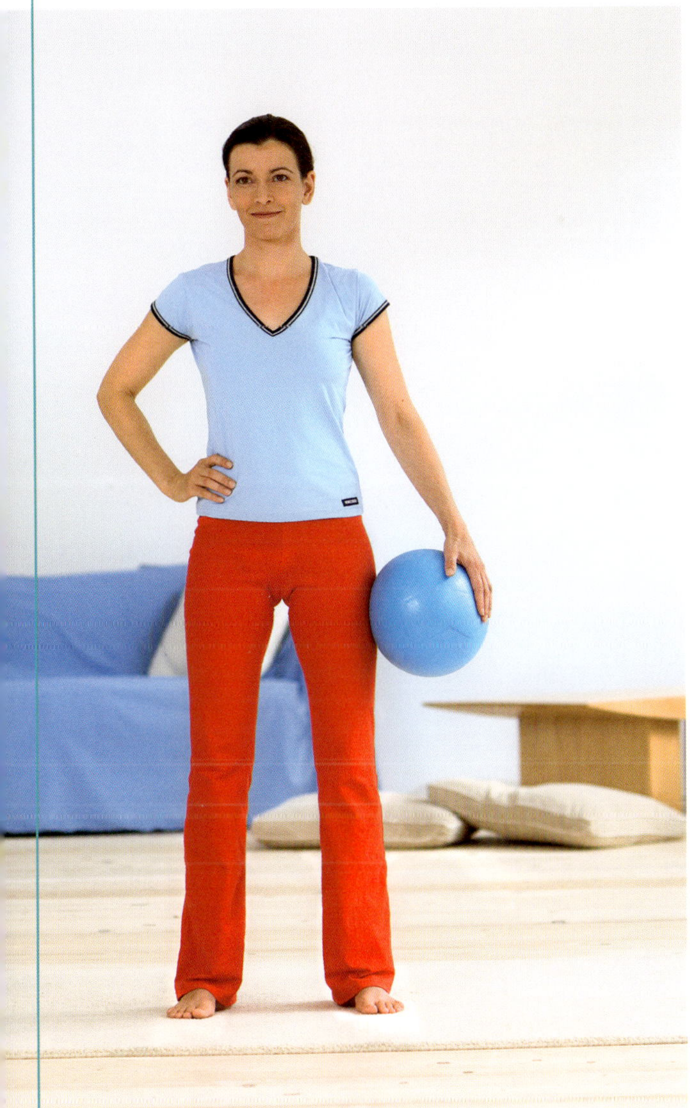

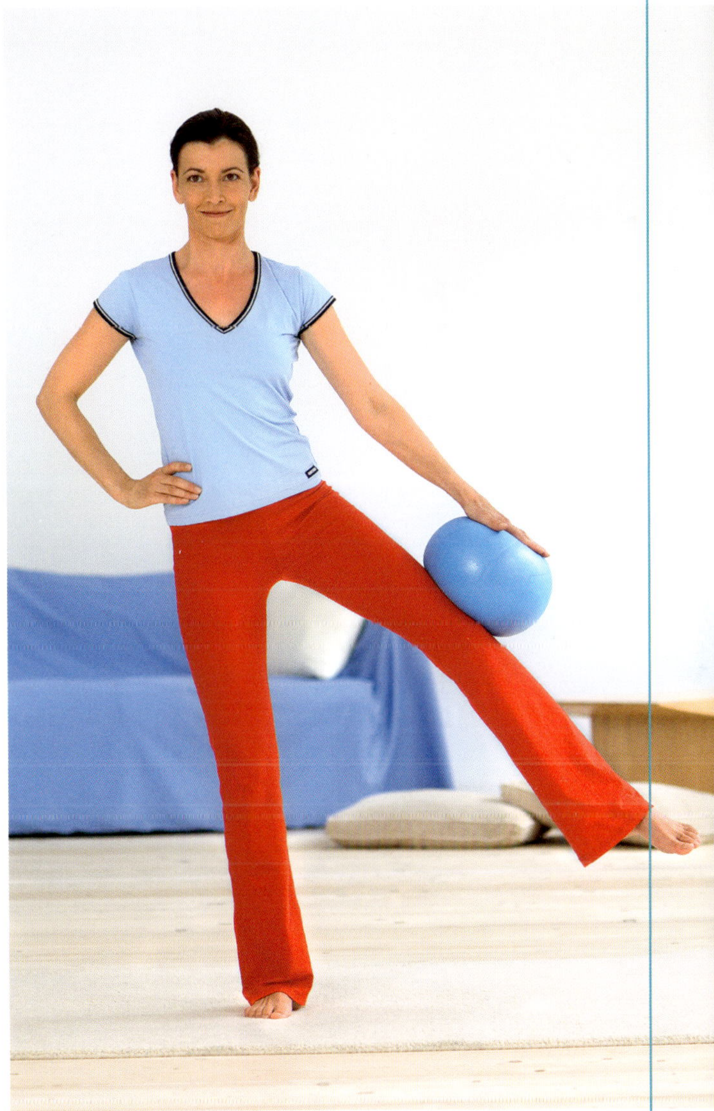

beine

Bauch 1: REVERSE LIFT

AUSGANGSSTELLUNG

> Sie liegen auf dem Rücken. Legen Sie die Arme abgespreizt neben sich und üben Sie mit den Handflächen etwas Druck gegen den Boden aus.

> Winkeln Sie die Beine an und heben Sie sie zunächst angewinkelt vom Boden ab. Strecken Sie dann die Unterschenkel aus, so dass die Beine senkrecht nach oben zeigen, spannen Sie die Bauchmuskeln dabei an. In der Ausgangsstellung bilden die gestreckten Beine mit dem Oberkörper einen 90-Grad-Winkel.

1. DYNAMISCHE PHASE

> Um in die Endstellung zu kommen, atmen Sie aus, spannen die Bauchmuskeln stark an und bewegen die gestreckten Beine bis in die Schräge abwärts. Oberkörper und Beine bilden dann etwa einen 130-Grad-Winkel.

> Einatmend heben Sie die Beine wieder senkrecht hoch und drücken mit den Händen gleichzeitig kräftig gegen den Boden.

2. STATISCHE PHASE

> Nach der letzten Wiederholung senken Sie die Beine nochmals und halten die Endstellung statisch 8 Sekunden lang. Spannen Sie die Bauchmuskeln bewusst an, atmen Sie jedoch weiterhin tief durch.

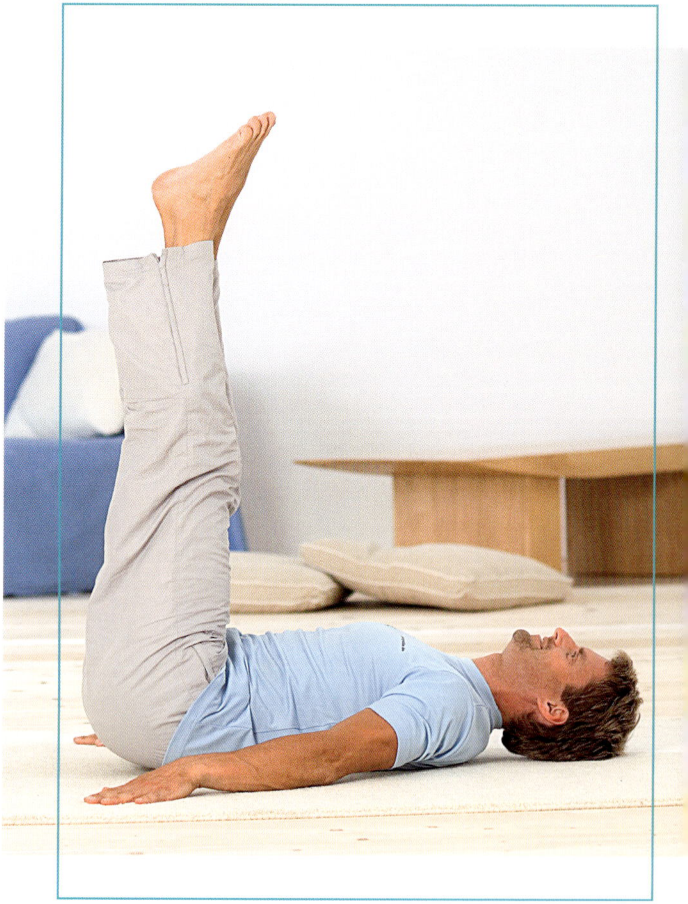

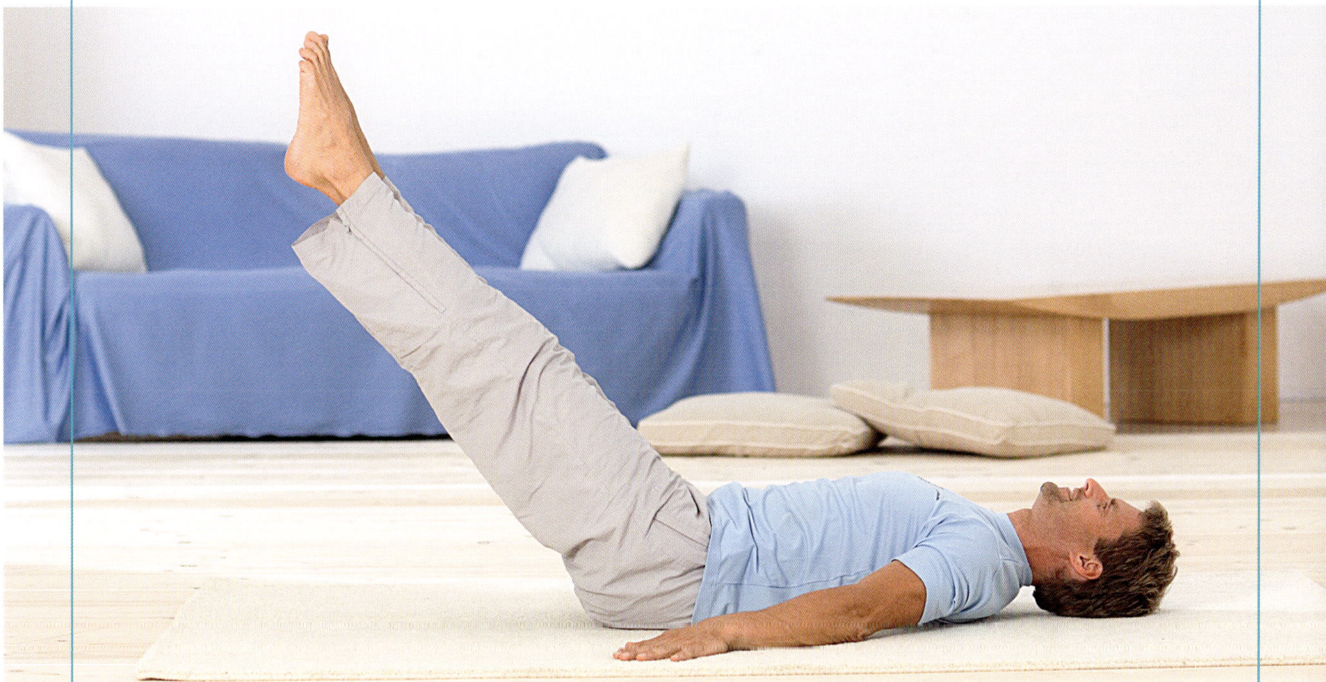

Check Points – bitte beachten

>> *Gehen Sie nie ins Hohlkreuz, sondern drücken Sie den unteren Rücken während der Bewegung fest gegen den Boden (den Nabel dazu leicht nach innen und oben ziehen).*
>> *Senken Sie die Beine nicht zu weit ab, da die Bandscheiben sonst belastet werden. Schon wenige Zentimeter genügen.*
>> *Machen Sie den Nacken lang: Nacken, Schultern, Rücken, Po, Hände und Arme bleiben immer in Bodenkontakt.*

3. RELAX-PHASE

> Winkeln Sie die Beine wieder an, setzen Sie die Füße auf. Lassen Sie die Beine locker auf den Boden gleiten, schütteln Sie sie kurz aus und entspannen Sie sich einige Sekunden lang.

Bauch 2: SIT-UP VARIATION

AUSGANGSSTELLUNG

> Sie beginnen in der Rückenlage. Der Winkel zwischen Ober- und Unterschenkeln beträgt 90 Grad und die Füße stehen schulterbreit nebeneinander auf dem Boden.

> Der gesamte Rücken berührt den Boden, auch der untere Rücken.

> Verschränken Sie die Finger und legen Sie die Fingerkuppen der Zeigefinger aneinander. Die Zeigefinger weisen zur Decke. Die Arme sind gestreckt und der Blick geht zur Decke.

1. DYNAMISCHE PHASE

> Um in die Endstellung zu kommen, atmen Sie aus, spannen die Bauchmuskeln an und heben den Oberkörper langsam einige Zentimeter vom Boden ab. Die Zeigefinger bewegen Sie dabei in gerader Linie nach oben. Die Bewegung geht nicht von den Schultern aus, sondern erfolgt ausschließlich durch die Kraft der Bauchmuskeln.

> Einatmend senken Sie den Oberkörper wieder bis knapp über den Boden ab, ohne ihn jedoch abzulegen.

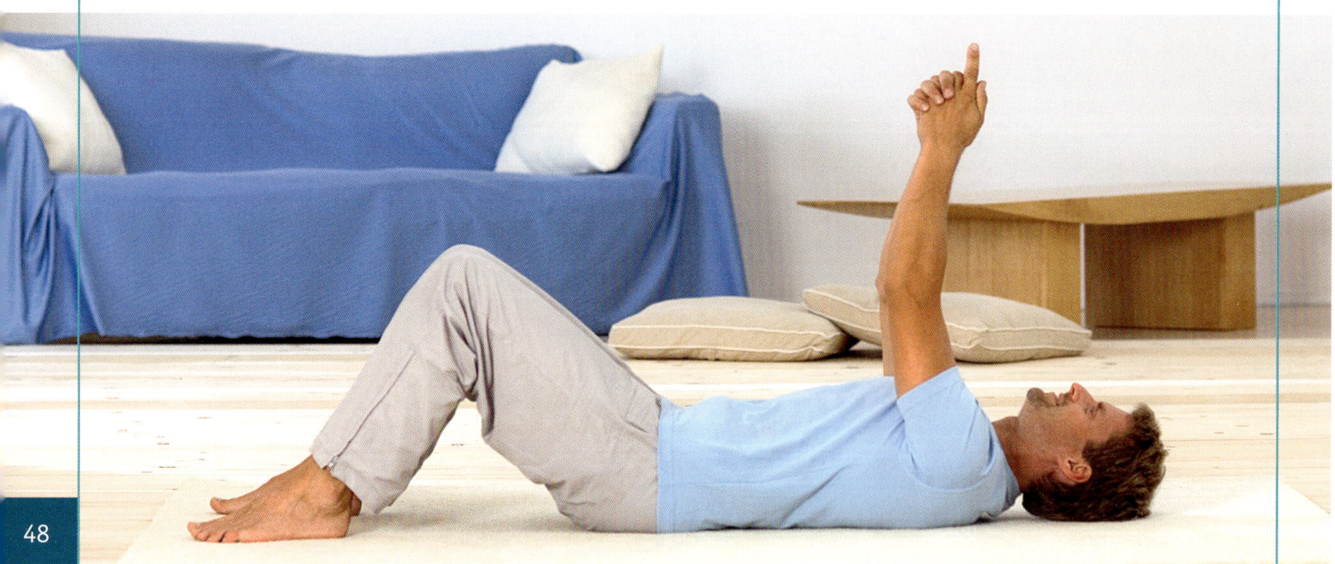

2. STATISCHE PHASE

> Am Ende der Übung bleiben Sie nochmals 8 Sekunden lang in der Endstellung und halten dabei die Spannung in der Bauchmuskulatur. Halten Sie den Atem während dieser statischen Phase nicht an, sondern lassen Sie ihn frei fließen.

3. RELAX-PHASE

> Senken Sie abschließend den Oberkörper wieder auf den Boden ab. Lassen Sie auch die Beine auf den Boden gleiten und entspannen Sie sich kurz.

Check Points – bitte beachten

>> *Der Blick ist während der gesamten Übung auf den Punkt über Ihnen fixiert, auf den die Zeigefinger weisen. Ziehen Sie den Kopf bei der Aufwärtsbewegung nicht zur Brust!*

>> *Führen Sie die Übung kontrolliert und langsam durch. Die Auf- und Abwärtsbewegung sollte nur aus der Kraft der Bauchmuskulatur entstehen!*

>> *Lassen Sie die Schultern entspannt und strecken Sie sich nicht zur Decke!*

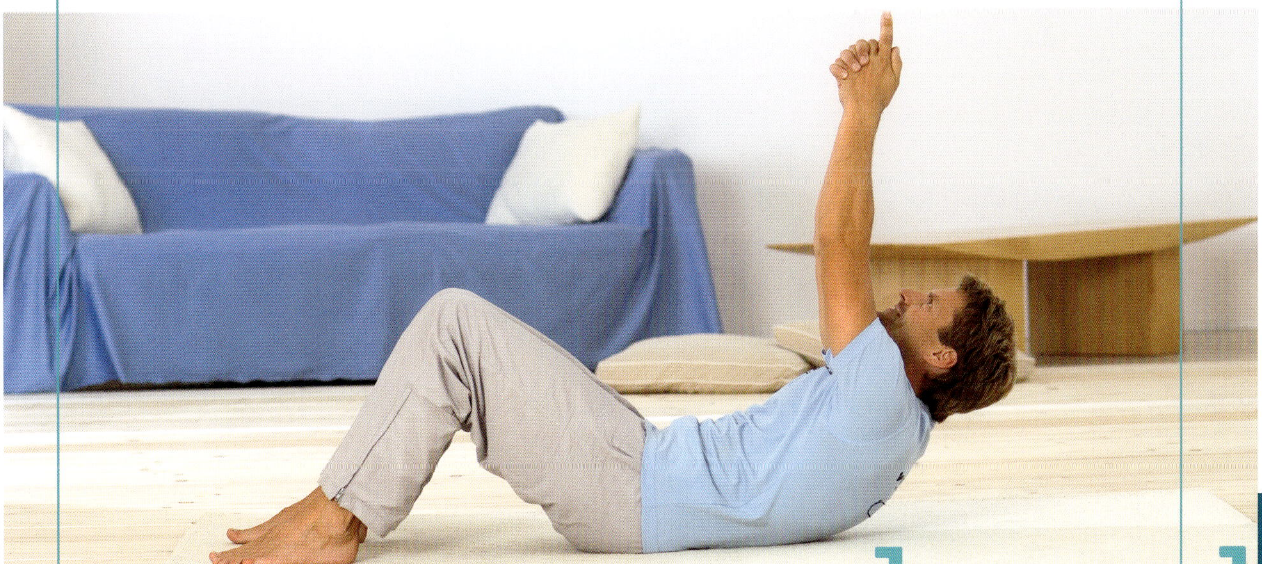

Bauch 3: TUMMY TWIST

AUSGANGSSTELLUNG

> Beginnen Sie in der Rückenlage. Das rechte Bein ist angewinkelt und der rechte Fuß aufgesetzt. Das linke Bein wird über das rechte geschlagen, so dass der linke Fußknöchel knapp oberhalb des rechten Knies aufliegt.

> Breiten Sie Ihre Arme aus, die Handflächen liegen auf dem Boden. Führen Sie die rechte Hand zum Hinterkopf.

1. DYNAMISCHE PHASE

> Um in die Endstellung zu kommen, atmen Sie aus, spannen die Bauchmuskeln an und bewegen die rechte Schulter langsam zum linken Knie. Die Bewegung erfolgt ausschließlich aus den Bauchmuskeln. Sie ziehen weder mit dem Arm nach, noch führen Sie das linke Knie zur Schulter.

> Einatmend senken Sie die rechte Schulter wieder bis knapp über den Boden, ohne sie abzulegen.

2. STATISCHE PHASE

> Am Ende der letzten Wiederholung bleiben Sie in der Endstellung und halten die Spannung in der Bauchmuskulatur noch einmal 8 Sekunden. Auch wenn der Körper sich nicht bewegt, sollten Sie den Atem nicht anhalten, sondern bewusst weiteratmen.

3. RELAX-PHASE

> Lassen Sie abschließend die Schulter zum Boden sinken.

> Lösen Sie die Haltung, indem Sie das linke Bein auf den Boden stellen und die rechte Hand vom Hinterkopf nehmen.

> Entspannen Sie sich, bevor Sie die Übung zur anderen Seite wiederholen.

Check Points – bitte beachten

>> *Achten Sie darauf, weder den Ellbogen zum Knie noch das Knie zum Ellbogen zu ziehen!*

>> *Führen Sie die Übung langsam und kontrolliert durch. Vermeiden Sie ruckartige Bewegungen und Schwungholen. Die Auf- und Abwärtsbewegung sollte nur aus dem Bauch kommen.*

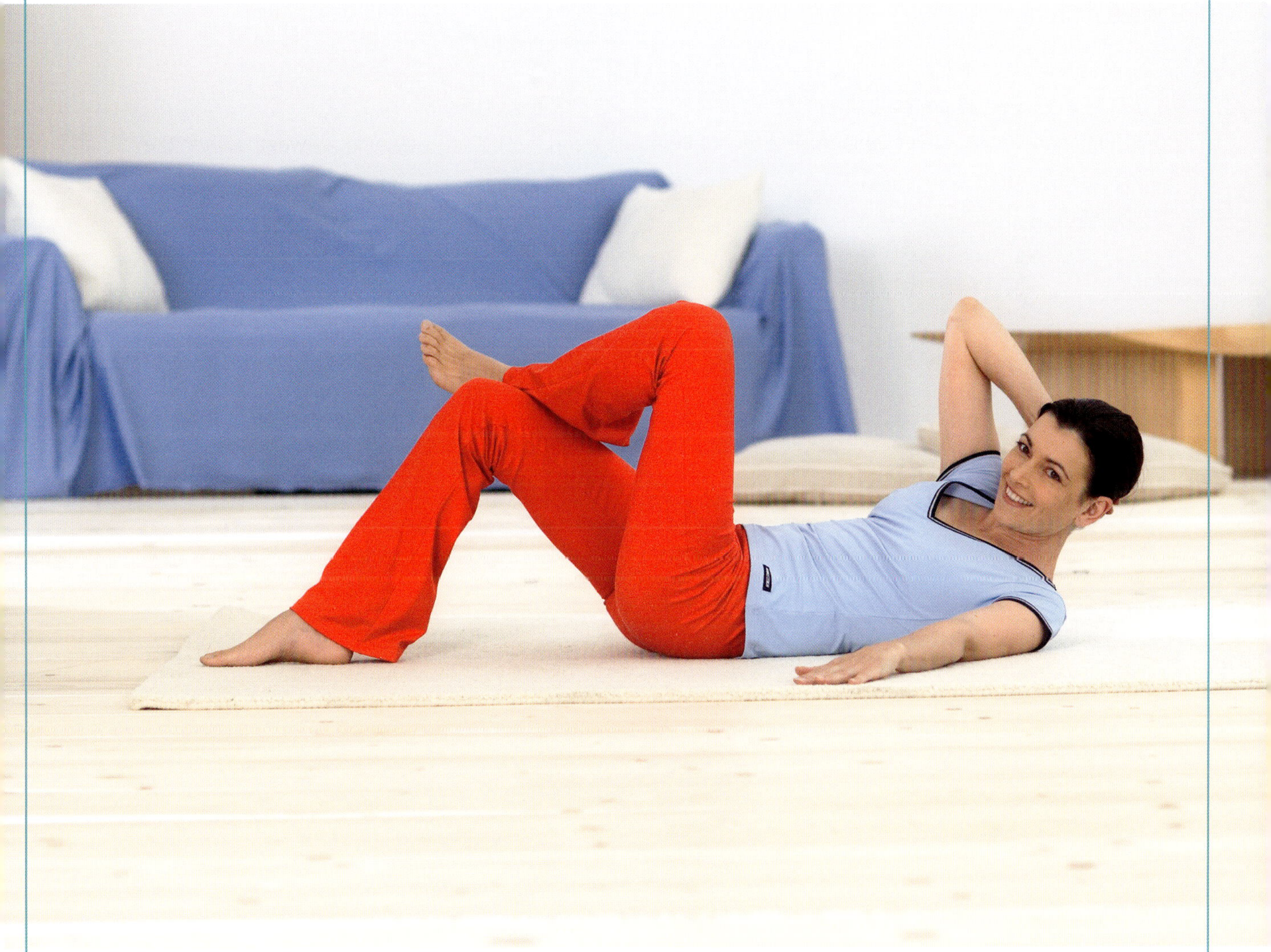

bauch

Bauch 4: EXTREME CRUNCH (mit Ballon)

AUSGANGSSTELLUNG

> Sie beginnen die Übung auf dem Rücken liegend. Ziehen Sie die Knie an, so dass die Unterschenkel parallel zum Boden sind.

> Klemmen Sie nun den Luftballon zwischen die Knie.

> Verschränken Sie Ihre Hände im Nacken: Die Unterarme liegen dabei an den Wangen und die Ellbogen weisen nach oben. Heben Sie nun den Oberkörper an, bis die Ellbogen den Ballon fast berühren.

1. DYNAMISCHE PHASE

> Um in die Endstellung zu kommen, atmen Sie aus, spannen die Bauchmuskeln an und führen die Ellbogen zum Ballon. Verstärken Sie den Druck der Ellbogen gegen den Ballon, ohne dabei die Schultern nach vorne zu ziehen. Die Beine ziehen Sie dabei noch ein kleines Stückchen an, um den Druck auf den Ballon zu erhöhen.

> Einatmend lassen Sie den Druck wieder etwas nach, ohne jedoch den Kontakt der Ellbogen mit dem Ballon aufzugeben.

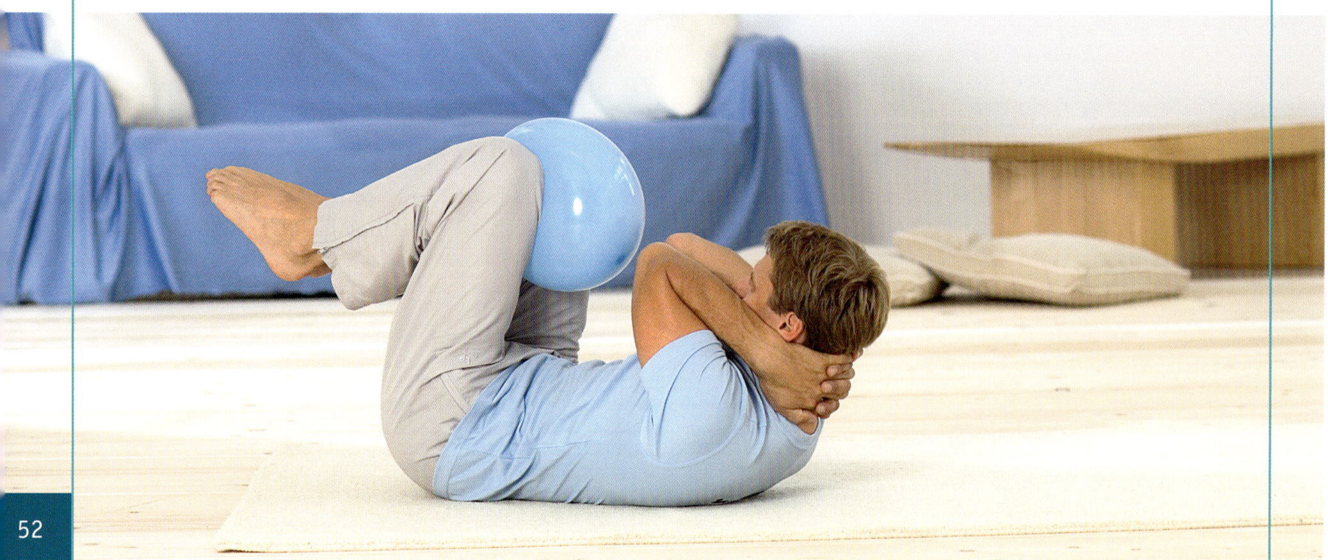

2. STATISCHE PHASE

> Am Ende der Übung bleiben Sie in der Endstellung und halten die Spannung in der Bauchmuskulatur noch einmal 8 Sekunden an. Halten Sie den Atem während dieser statischen Phase nicht an, sondern lassen Sie ihn frei strömen.

3. RELAX-PHASE

> Lösen Sie die Haltung, lassen Sie Oberkörper und Beine zum Boden sinken. Legen Sie Ihre Arme seitlich ab und entspannen Sie sich.

Check Points – bitte beachten

- >> *Halten Sie während der ganzen Übung den Kontakt der Ellbogen mit dem Ballon!*
- >> *Führen Sie die Übung kontrolliert durch. Ziehen Sie nicht die Schultern oder den Kopf nach vorne!*
- >> *Überfordern Sie sich nicht: Diese Übung ist sehr anspruchsvoll und deshalb nur für Fortgeschrittene!*
- >> *Achtung beim Üben mit einem Luftballon, er kann natürlich auch mal platzen.*

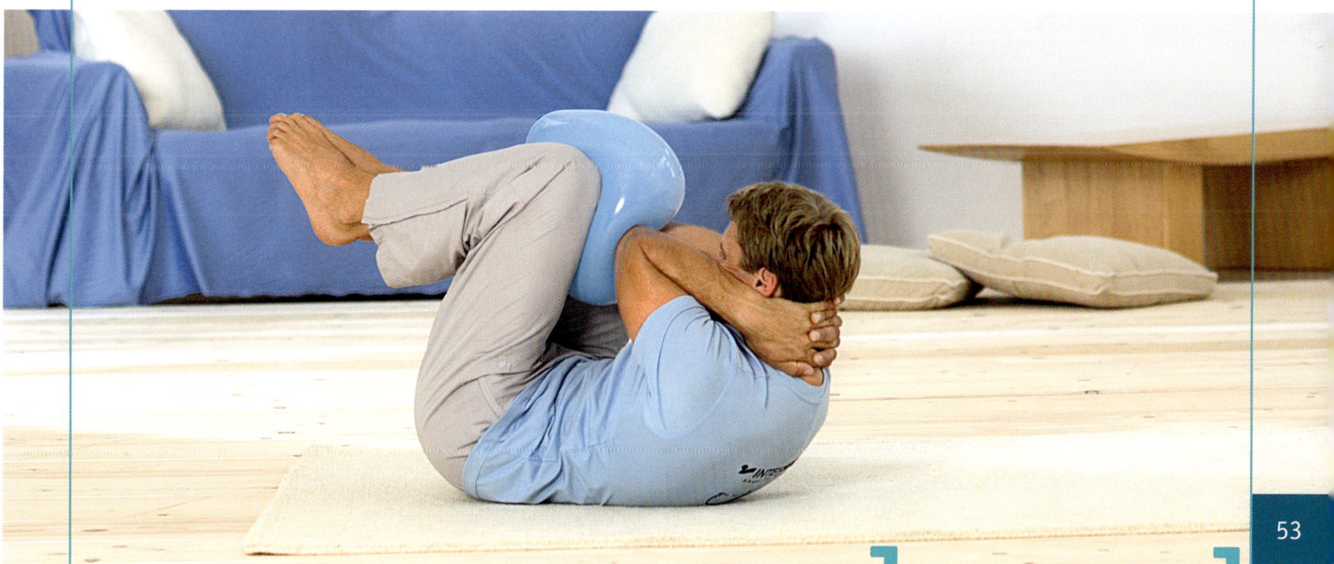

Bauch 5: HIP LIFT (mit Ballon)

AUSGANGSSTELLUNG

> Sie beginnen die Übung auf dem Rücken liegend. Ziehen Sie die Knie an, so dass die Unterschenkel parallel zum Boden sind. Halten Sie den Luftballon zwischen den Knien.

> Legen Sie Ihre Hände neben den Körper: Die Hände liegen dabei flach auf dem Boden und halten einen Abstand von etwa zwei Handbreit von den Hüften.

1. DYNAMISCHE PHASE

> Um in die Endstellung zu kommen, atmen Sie aus, spannen die unteren Bauchmuskeln an und heben das Becken wenige Zentimeter an. Bewegen Sie die Knie ein wenig zum Oberkörper und unterstützen Sie die Hebung durch den Druck der Hände gegen den Boden. Die Arme sollten aber nur unterstützen, nicht die ganze Arbeit leisten!

> Einatmend senken Sie das Becken wieder bis knapp über dem Boden, ohne jedoch den Boden zu berühren.

2. STATISCHE PHASE

> Am Ende der letzten Wiederholung bleiben Sie in der Endstellung und halten die Spannung in der Bauchmuskulatur noch einmal 8 Sekunden an. Achten Sie darauf, während der statischen Phase bewusst und tief weiterzuatmen.

3. RELAX-PHASE

> Kommen Sie abschließend wieder in die entspannte Rückenlage und lassen Sie die Beine zum Boden gleiten.

> Rollen Sie einige Male seitlich hin und her und entspannen Sie sich.

Check Points – bitte beachten

- >> *Versuchen Sie während der ganzen Übung den Nacken entspannt zu lassen! Der Blick ist immer nach oben gerichtet.*
- >> *Führen Sie die Übung kontrolliert durch: Vermeiden Sie es, Ihr Becken mit Schwung zu heben. Führen Sie die kleinen Auf- und Abwärtsbewegungen nur mit der Kraft der Bauchmuskulatur durch.*
- >> *Achtung, wenn Sie mit einem Luftballon üben: Er kann natürlich auch einmal platzen!*

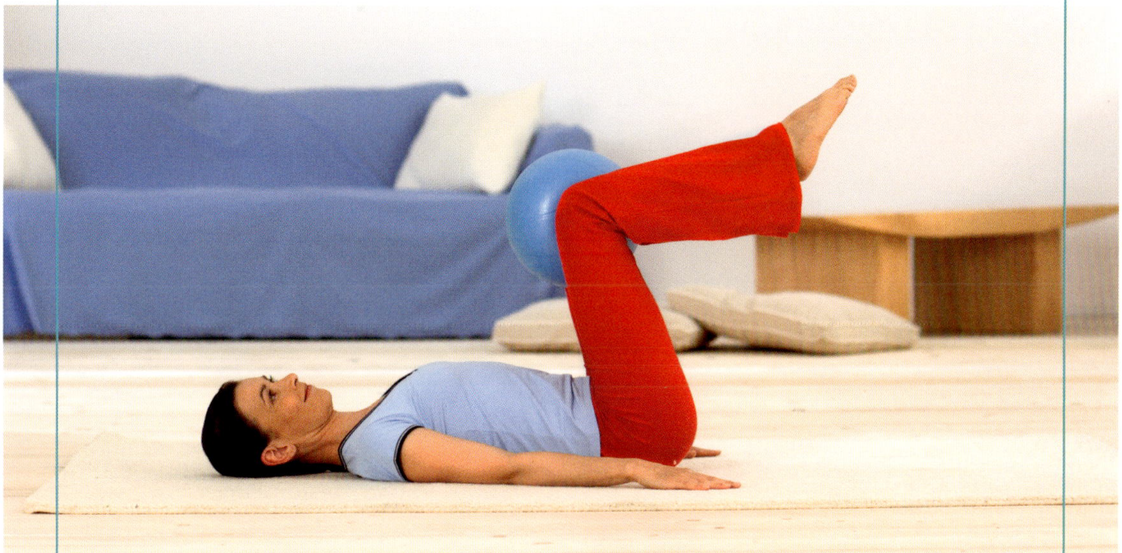

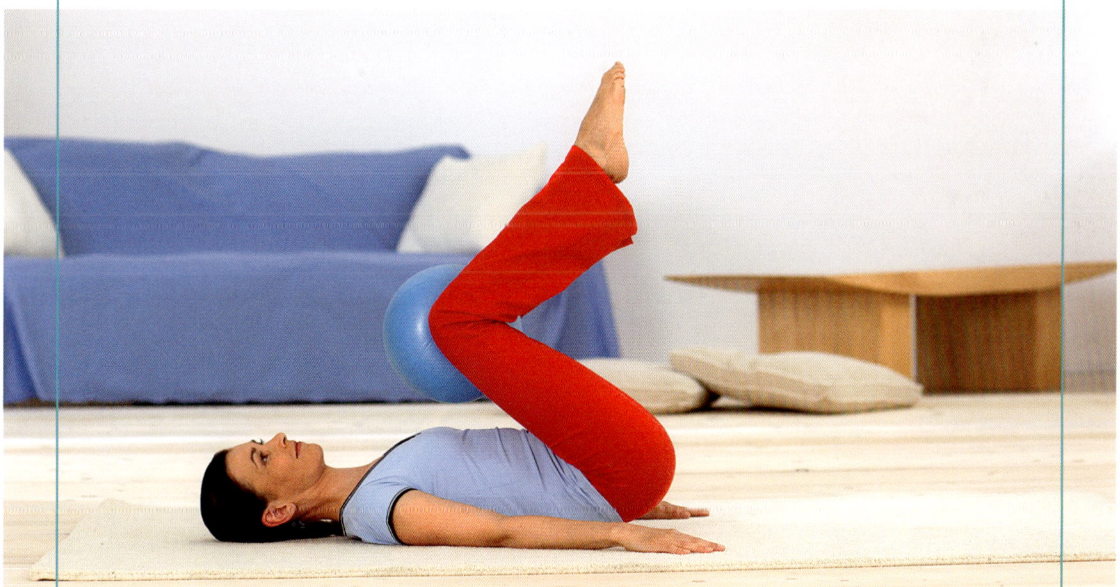

Brust 1: EASY PUSH-UP

AUSGANGSSTELLUNG

> Gehen Sie in den Kniestand und setzen Sie Ihre Hände etwas mehr als schulterbreit voneinander entfernt vor sich auf den Boden. Beugen Sie sich nach vorn: Sie sind nun im Vierfüßerstand.

> Ihre Zehen sind gestreckt. Ihr Rücken bildet vom Steißbein bis zum Scheitel eine Gerade, die parallel zum Boden ist.

1. DYNAMISCHE PHASE

> Um in die Endstellung zu kommen, atmen Sie ein und beugen ganz langsam die Arme, bis Ihre Nase kurz über dem Boden ist. Halten Sie den Rücken weiterhin möglichst gerade, allerdings ist diese Gerade nun eine vom Po bis zum Kopf abfallende Linie.

> Ausatmend strecken Sie die Arme so weit, bis der Rücken wieder parallel zum Boden ist. Die Arme sollten aber immer noch etwas gebeugt sein.

2. STATISCHE PHASE

> Am Ende der letzten Wiederholung bleiben Sie in der Endstellung und halten die Spannung in der

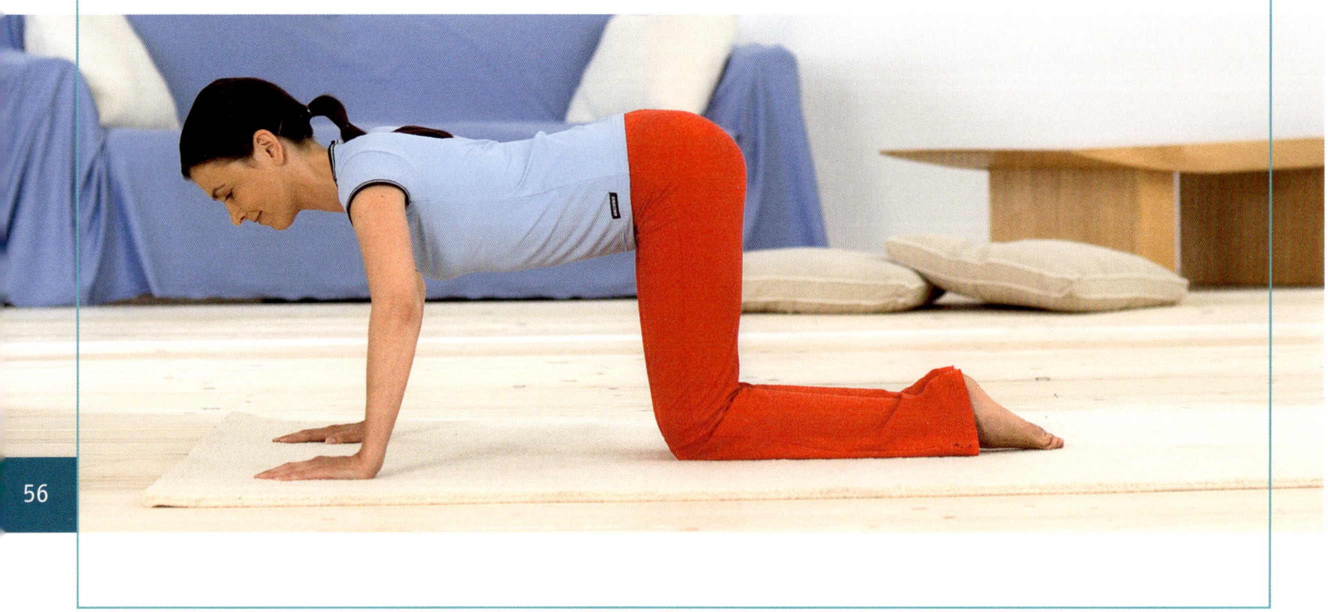

Arm-, Brust und Schultermuskulatur noch einmal 8 Sekunden. Halten Sie den Atem nicht an, sondern atmen Sie ruhig und tief weiter.

3. RELAX-PHASE

> Richten Sie sich abschließend zum Fersensitz auf und schütteln Sie Ihre Arme aus.

> Lösen Sie die Haltung und legen Sie sich kurz auf den Rücken, um sich zu entspannen.

Check Points – bitte beachten

>> *Halten Sie während der ganzen Übung den Rücken gerade! Die Wirbelsäule sollte weder durchhängen noch sich nach oben wölben.*

>> *Führen Sie die Übung kontrolliert durch. Vermeiden Sie es, den Po nach hinten zu schieben und damit das Gewicht von Ihren Armen zu nehmen.*

>> *Bei Knieproblemen sollten Sie abschließend nicht in den Fersensitz gehen!*

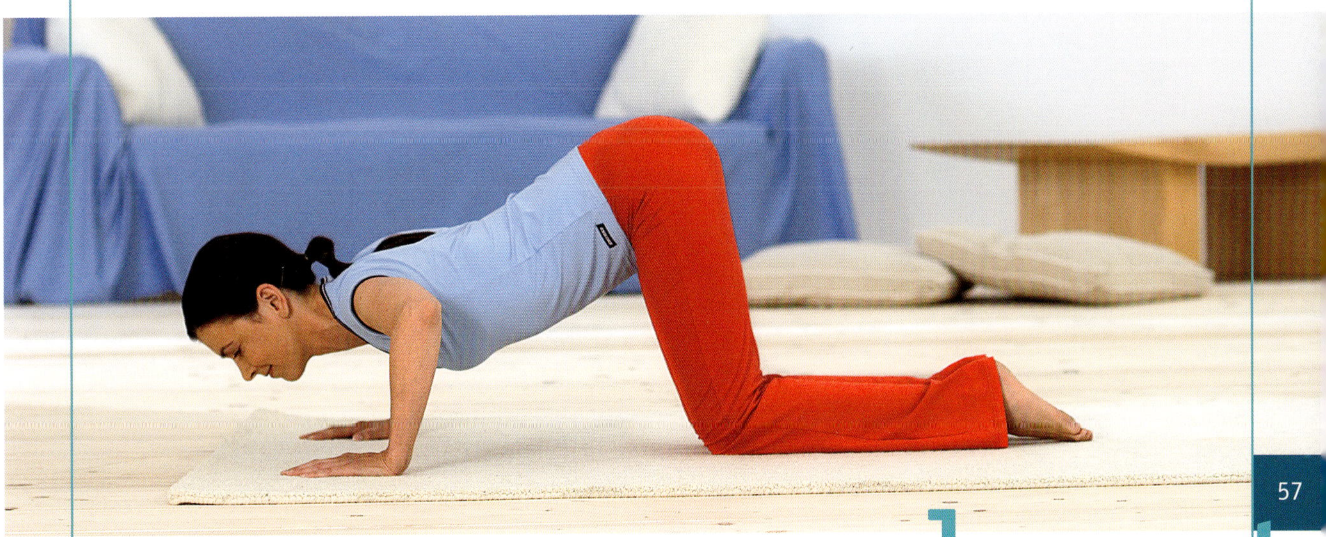

Brust 2: STANDING PUSH-UP

AUSGANGSSTELLUNG

> Sie beginnen, indem Sie sich etwa in einem Meter Entfernung gegenüber einer Wand hinstellen. Die Füße sind fast geschlossen.

> Legen Sie beide Handflächen in etwas mehr als schulterbreitem Abstand an die Wand. Dabei sollten die Handflächen etwa auf Schulterhöhe sein. Die Arme sind fast - aber nicht ganz - gestreckt, Ihre Finger weisen nach oben.

1. DYNAMISCHE PHASE

> Atmen Sie nun kräftig ein, spannen Sie Bauch- und Rückenmuskulatur an und beugen Sie die Arme so weit, bis Ihre Nase nur noch einen Zentimeter von der Wand entfernt ist. Der Rücken bleibt während der gesamten Bewegung gerade.

> Ausatmend strecken Sie die Arme wieder, jedoch ohne sie ganz durchzustrecken.

2. STATISCHE PHASE

> Abschließend gehen Sie nochmals in die Endstellung und halten die Spannung in Brust und Armen 8 Sekunden lang. Halten Sie den Atem dabei jedoch nicht an, sondern lassen Sie ihn frei fließen.

3. RELAX-PHASE

> Verlagern Sie Ihr Gewicht nun wieder auf die Füße, so dass Sie die Hände von der Wand nehmen können. Lassen Sie die Arme fallen und schütteln Sie sie gründlich aus. Nehmen Sie sich einige Sekunden Zeit, um zu entspannen und der Übung nachzuspüren.

Check Points – bitte beachten

- >> *Die Wirbelsäule bleibt während der gesamten Übung gerade. Vermeiden Sie, das Becken nach vorne zu schieben, aber auch den Po herauszustrecken. Beine, Rücken und Hinterkopf bilden in der Endstellung eine schräge Linie.*
- >> *Achten Sie darauf, dass die Füße stets mit der ganzen Sohle Bodenkontakt haben.*
- >> *Strecken Sie Ihre Knie nie ganz durch, sondern halten Sie sie leicht gebeugt.*

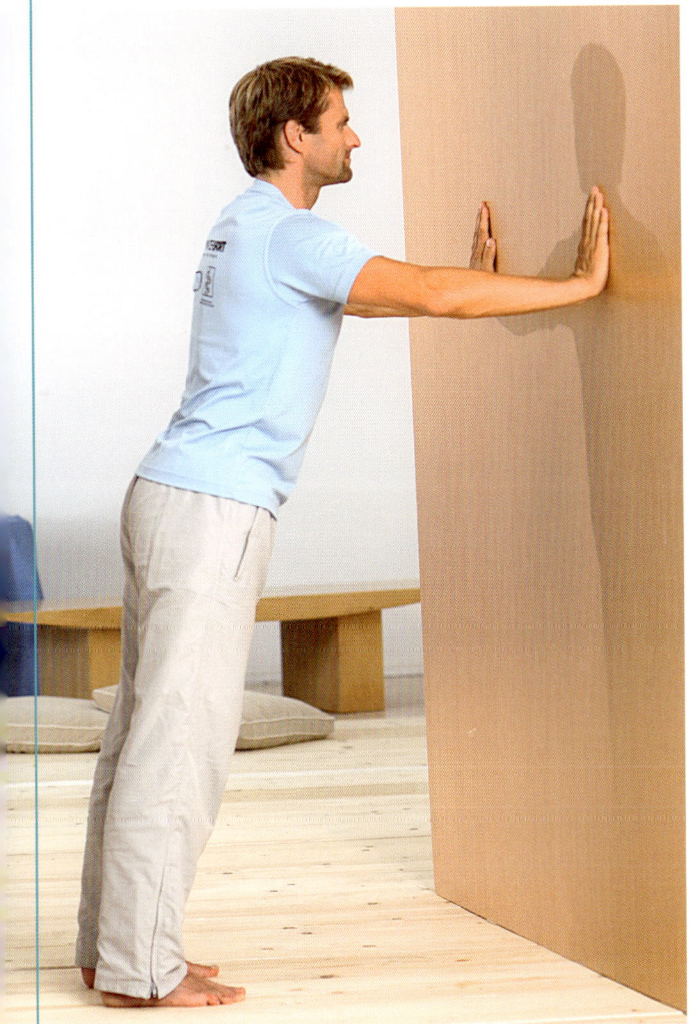

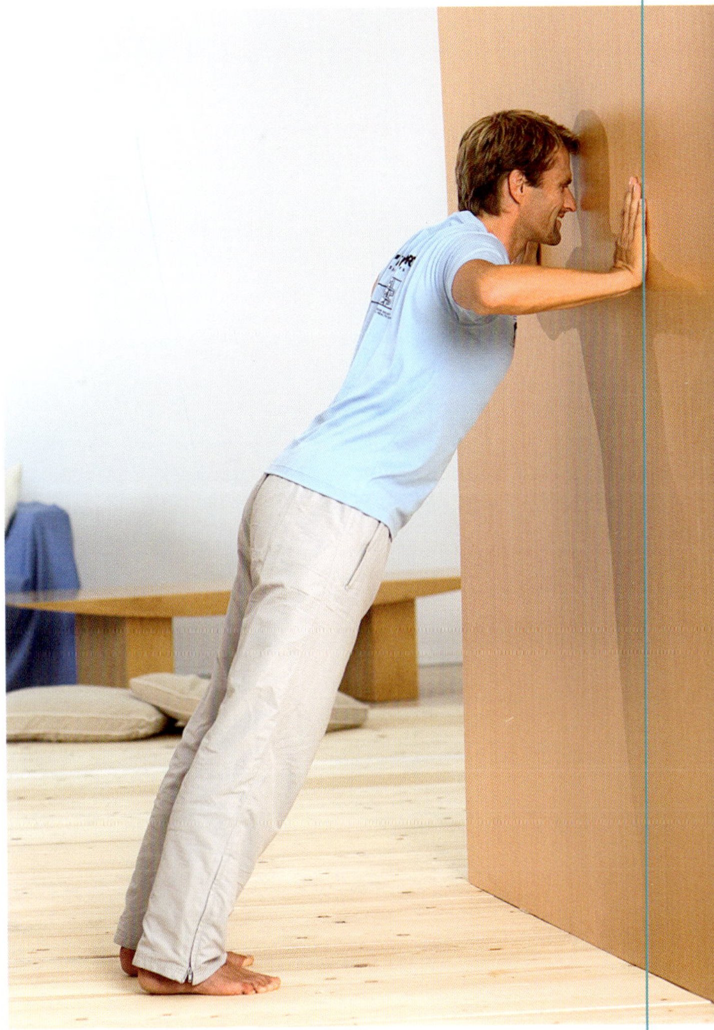

Brust 3: ARM LIFT (mit Ballon)

AUSGANGSSTELLUNG

> Sie beginnen die Übung in der Rückenlage. Winkeln Sie die Beine an und stellen Sie die Füße auf. Sie stehen etwa schulterbreit auseinander. Bauch- und Gesäßmuskulatur sind leicht angespannt.

> Sie nehmen nun den Ballon zwischen beide Handflächen und führen die gestreckten Arme hinter den Kopf.

1. DYNAMISCHE PHASE

> Um in die Endstellung zu kommen, atmen Sie aus, drücken mit den Handflächen gegen den Ballon und führen die gestreckten Arme langsam bis zwischen die Oberschenkel. Gleichzeitig drücken Sie die Schulterblätter gegen den Boden.

> Einatmend führen Sie die gestreckten Arme wieder über den Kopf. Verringern Sie den Druck der Hände auf den Ballon ein wenig.

2. STATISCHE PHASE

> Am Ende der letzten Wiederholung bleiben Sie in der Endstellung und halten die Spannung in den Armen, der Brust und den Schultern noch einmal 8 Sekunden an. Halten Sie den Atem während die-

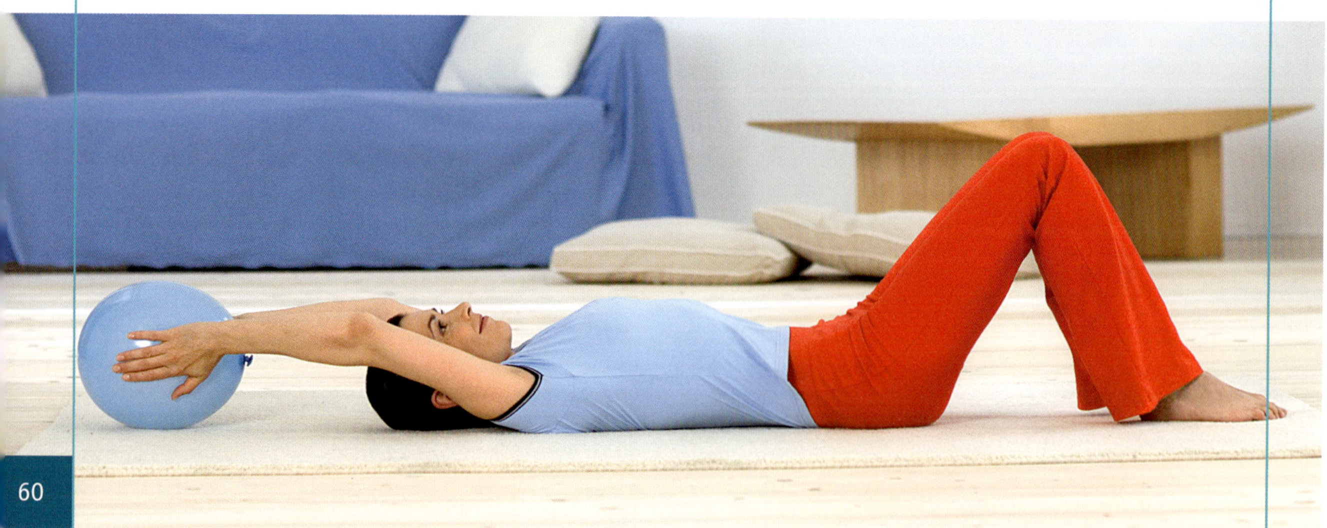

ser statischen Phase nicht an, sondern atmen Sie bewusst tief in den Bauch.

3. RELAX-PHASE

> Führen Sie abschließend die Arme wieder gestreckt über den Kopf und lösen Sie den Druck auf den Ballon.

> Lassen Sie den Ballon los, die Beine gleiten zum Boden. Legen Sie die Hände an die Seite und entspannen Sie sich.

Check Points – bitte beachten

>> *Halten Sie während der Übung den Druck auf den Ballon aufrecht! Aber Achtung, ein Luftballon kann natürlich platzen.*

>> *Führen Sie die Übung kontrolliert und langsam durch.*

>> *Achten Sie darauf, nicht ins Hohlkreuz zu gehen, wenn Sie den Ballon hinter den Kopf führen!*

>> *Nehmen Sie die Schultern nicht mit nach vorne.*

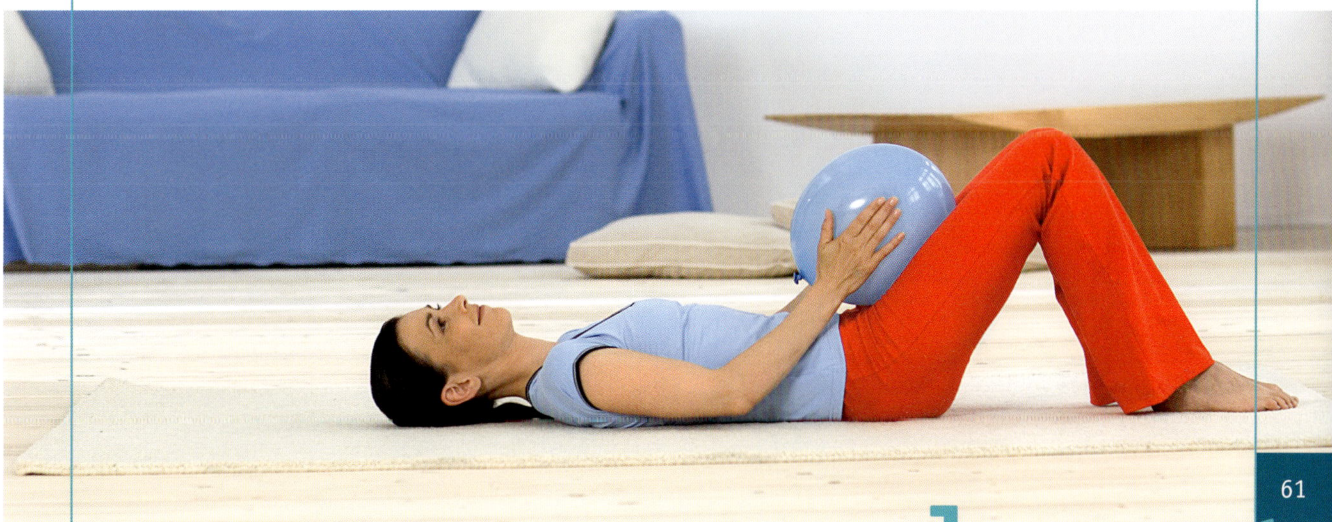

Brust 4: SNAKE POSITION

AUSGANGSSTELLUNG

> Bei dieser Übung starten Sie aus der Bauchlage: Die Beine sind dabei gestreckt und ein kleines Stück geöffnet. Ihre Hände legen Sie möglichst nahe bei den Schultern auf den Boden.

> Die Unterarme berühren ebenfalls den Boden und liegen am Körper an. Auch die Stirn ruht auf dem Boden. Spannen Sie Bauch und Po ein wenig an und strecken Sie den Nacken.

1. DYNAMISCHE PHASE

> Um in die Endstellung zu kommen, atmen Sie aus, spannen die Rückenmuskeln an und heben zunächst den Kopf und dann auch den Oberkörper langsam einige Zentimeter vom Boden ab, bis Ihr Blick nach vorne gerichtet ist. Unterstützen Sie die Hebung, indem Sie mit den Armen kräftig gegen den Boden drücken.

> Einatmend senken Sie Oberkörper und Kopf wieder, bis die Stirn knapp über dem Boden ist.

2. STATISCHE PHASE

> Zum Abschluss der Übung gehen Sie nochmals in die Endstellung und halten die Spannung in Brust- und Armmuskulatur noch einmal 8 Sekunden. Halten Sie den Atem während dieser stati-

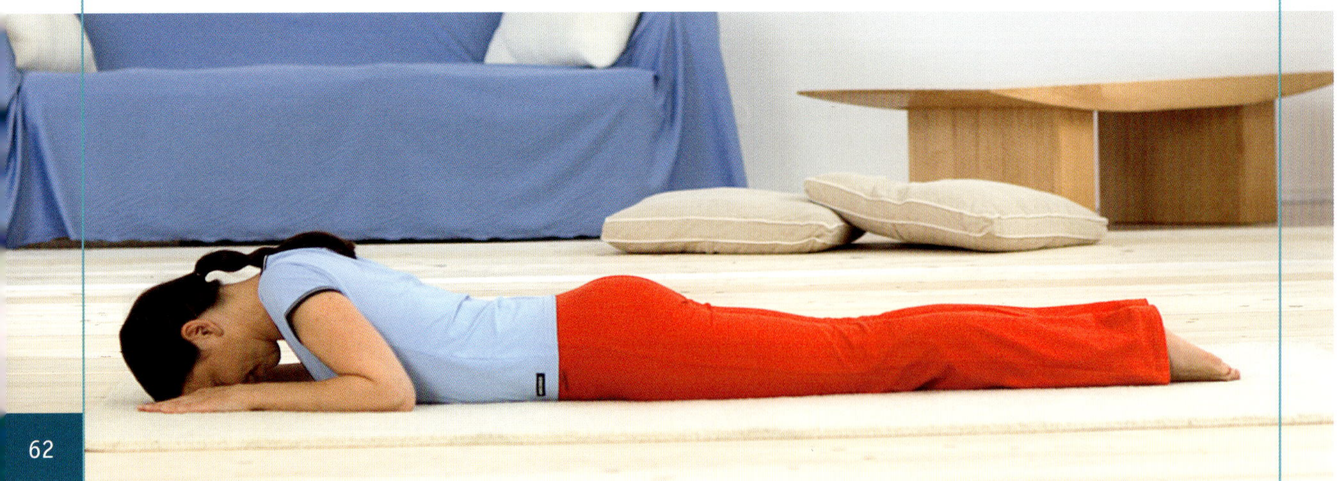

schen Phase nicht an, sondern lassen Sie ihn frei strömen.

3. RELAX-PHASE

> Lassen Sie Ihren Kopf abschließend wieder auf den Boden sinken und nehmen Sie die Spannung aus Brust, Rücken und Po.

> Lösen Sie dann die Haltung und rollen Sie sich kurz auf den Rücken, um zu entspannen.

Check Points – bitte beachten

>> *Achten Sie darauf, den Kopf nicht in den Nacken zu überstrecken, sondern den Blick durch das Heben des Oberkörpers nach vorne zu richten.*

>> *Führen Sie die Übung kontrolliert durch. Die Auf- und Abwärtsbewegung sollte vor allem durch den Druck der Hände und Unterarme gegen den Boden zustande kommen.*

>> *Konzentrieren Sie sich auf das Dehnen der Brustmuskulatur.*

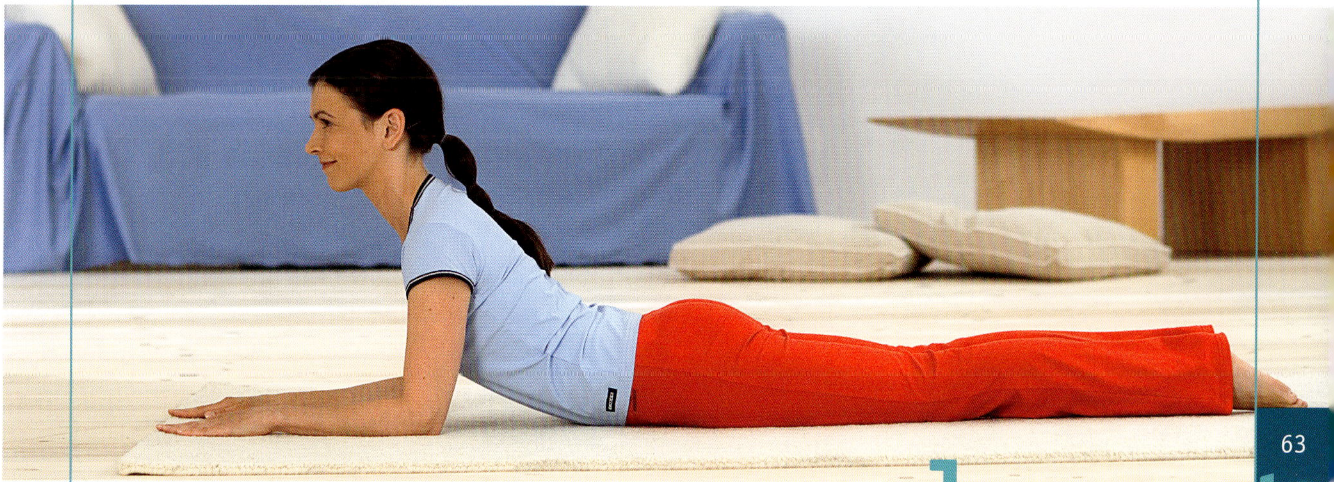

Schultern 1: FLAT BRIDGE

AUSGANGSSTELLUNG

> Diese Übung führen Sie in der Rückenlage aus – Ihre Beine sind gestreckt und ein wenig geöffnet. Ihre Arme legen Sie in einem Winkel von etwa 45 Grad ab. Die Handflächen berühren den Boden.

> Spannen Sie Bauch- und Pomuskulatur leicht an und ziehen Sie das Kinn ganz leicht an, so dass der gesamte Rücken den Boden berührt.

1. DYNAMISCHE PHASE

> Um in die Endstellung zu kommen, atmen Sie aus und spannen die Po- und Bauchmuskeln kräftig an. Gleichzeitig drücken Sie Arme und Handflächen fest gegen den Boden. Ihr unterer Rücken hebt sich dabei ein wenig vom Boden.

> Einatmend lassen Sie die Spannung in den Armen etwas nach und senken den unteren Rücken wieder auf den Boden ab.

2. STATISCHE PHASE

> Nach der letzten Wiederholung bleiben Sie in der Endstellung und halten die Spannung in Brust und Armen, Bauch und Rücken noch einmal 8 Sekunden an. Halten Sie den Atem während dieser

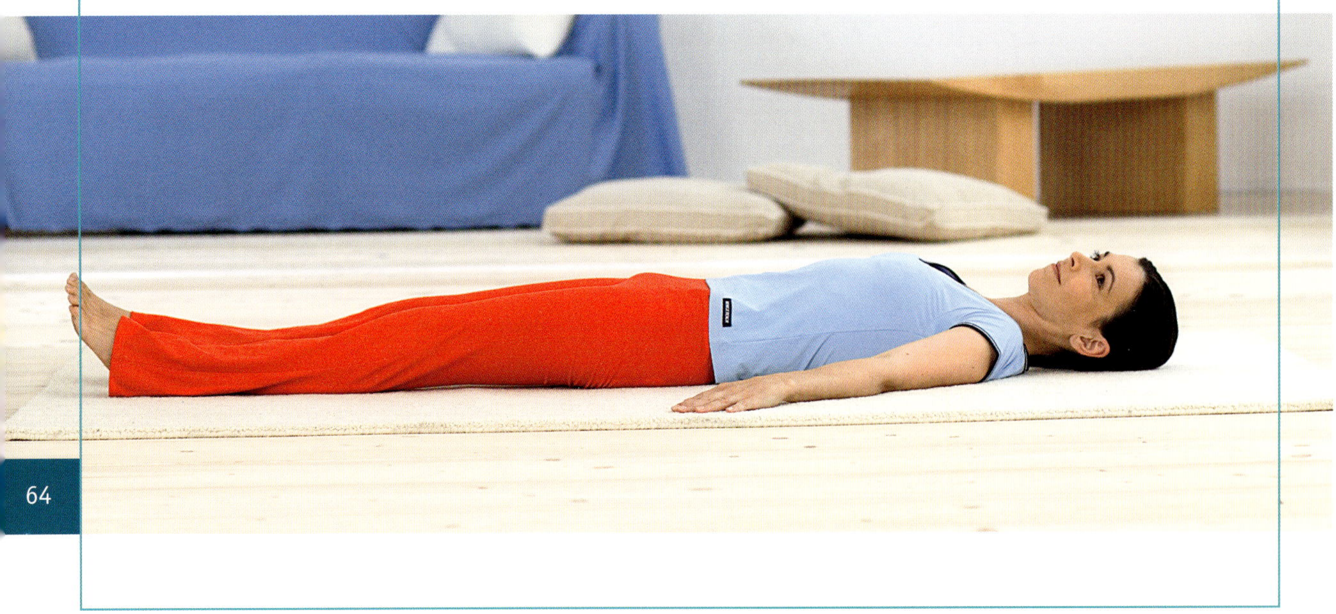

statischen Phase nicht an, sondern lassen Sie ihn frei strömen.

3. RELAX-PHASE

> Lassen Sie abschließend den Druck der Arme gegen den Boden los.

> Lösen Sie auch die Spannung der anderen angespannten Muskeln, schütteln Sie die Arme kurz aus und entspannen Sie sich.

Check Points – bitte beachten

- *Achten Sie darauf, nicht die Schultern hochzuziehen, während Sie die Hände und Arme gegen den Boden drücken!*
- *Führen Sie die Übung kontrolliert durch, vermeiden Sie ruckartige Bewegungen!*
- *Lassen Sie Ihr Gesicht während der gesamten Übung entspannt! Das gewährleistet, dass Sie keine unnötigen Spannungen aufbauen.*

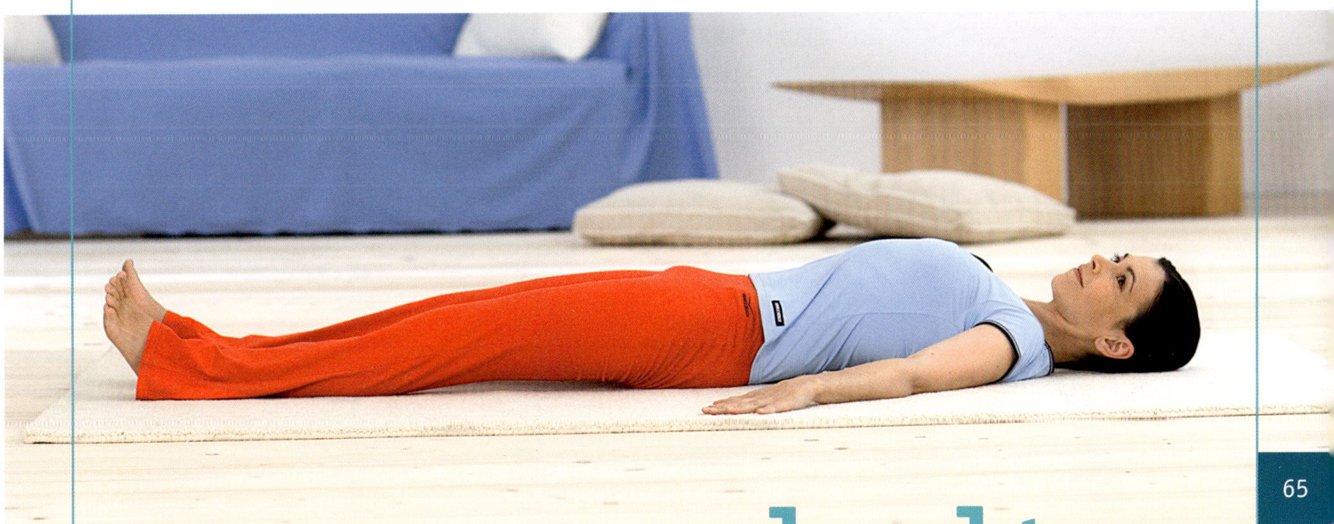

Schultern 2: SHOULDER LIFT

AUSGANGSSTELLUNG

> Die Übung wird im Stehen durchgeführt: Die Beine sind leicht geöffnet und die Füße stehen hüftbreit auseinander. Die Arme hängen nach unten, werden aber nicht durchgedrückt, sondern bleiben in den Ellbogen leicht gebeugt.

> Führen Sie die Hände vor die Hüften, schließen Sie sie zu festen Fäusten und spannen Sie die Bauchmuskeln an, indem Sie den Nabel nach innen und oben ziehen.

1. DYNAMISCHE PHASE

> Spannen Sie bewusst Oberschenkel, Bauch, Brust und Arme an und atmen Sie kräftig aus. Mit dem Ausatmen heben Sie die Arme langsam seitlich bis in die Waagrechte. In der Endstellung sind die Arme leicht gerundet. Die Fäuste zeigen nach vorne und die Schultern sind angespannt.

> Einatmend senken Sie die Arme seitlich wieder bis auf Hüfthöhe, die Fäuste berühren sich unten nicht.

2. STATISCHE PHASE

> Abschließend gehen Sie nochmals in die Endstellung und halten die Spannung in den Schultern 8 Sekunden lang. Halten Sie dabei jedoch den Atem nicht an, sondern atmen Sie weiter tief durch.

3. RELAX-PHASE

> Lassen Sie die Arme abschließend locker hängen und schütteln Sie sie aus.

> Schließen Sie die Augen und entspannen Sie sich kurz im Stehen.

Check Points – bitte beachten

>> *Halten Sie den Rücken während der Übung aufrecht: Der Blick geht nach vorne.*

>> *Sie können die Schultermuskeln noch effektiver anspannen, wenn Sie sich vorstellen, dass Sie zwei schwere Hanteln seitlich heben.*

>> *Für eine intensivere Variation führen Sie die Armbewegung nicht nur bis in die Waagrechte, sondern weiter, bis beide Hände senkrecht nach oben gestreckt sind und sich die Handrücken der Fäuste über dem Kopf berühren.*

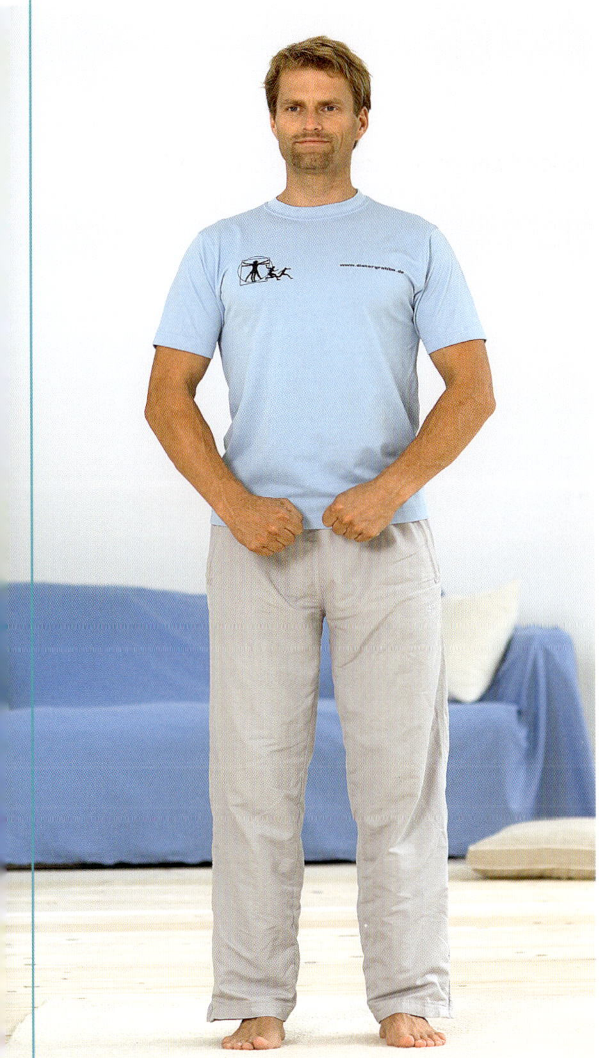

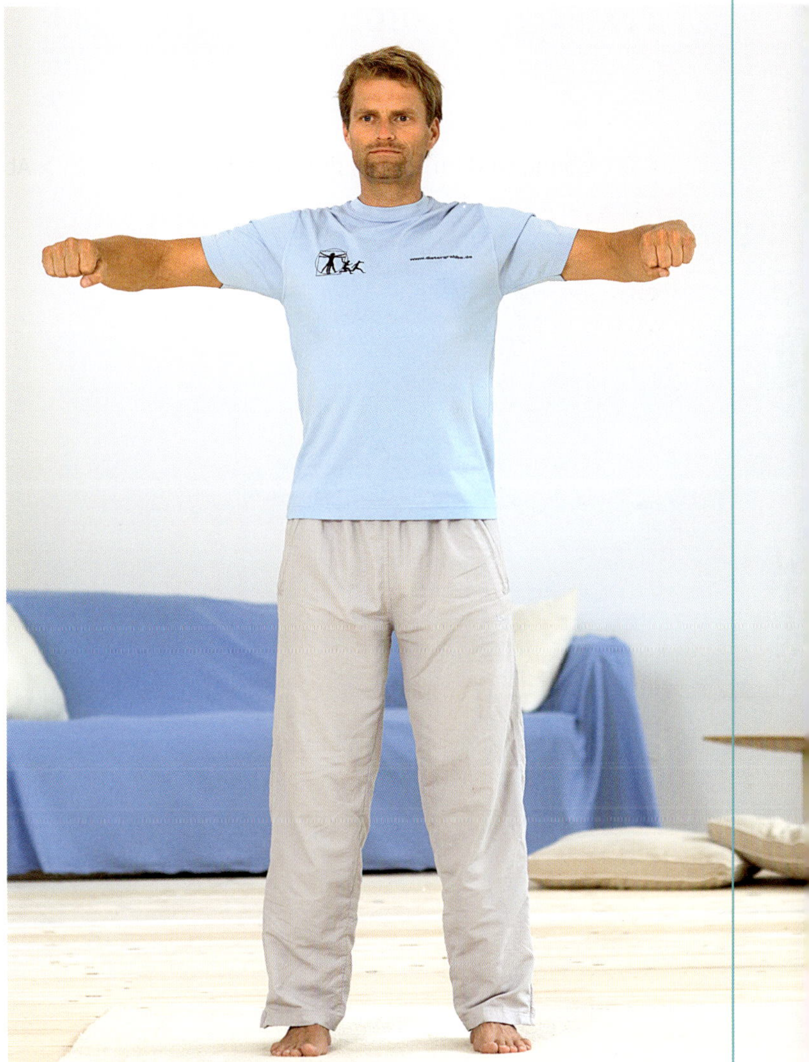

schultern

Schultern 3: FLYING

AUSGANGSSTELLUNG

> Sie beginnen die Übung in der Bauchlage. Die Beine sind dabei leicht geöffnet und die Zehen sind aufgestellt.

> Der Kopf wird leicht angehoben und die Arme sind seitlich ausgestreckt, so dass Arme und Schultern auf einer Linie liegen. Die Daumen weisen nach oben.

1. DYNAMISCHE PHASE

> Um in die Endstellung zu kommen, atmen Sie aus, heben die gestreckten Arme seitlich nach oben. Heben Sie auch den Kopf noch weiter vom Boden ab. Der Blick ist auf den Boden gerichtet.

> Einatmend senken Sie die Hände, bis die Handkanten knapp über dem Boden stehen, ihn jedoch nicht berühren. Der Kopf bleibt in seiner erhobenen Position.

2. STATISCHE PHASE

> Am Ende der letzten Wiederholung bleiben Sie in der Endstellung und halten die Spannung in Schultern und Rücken noch einmal 8 Sekunden. Auch

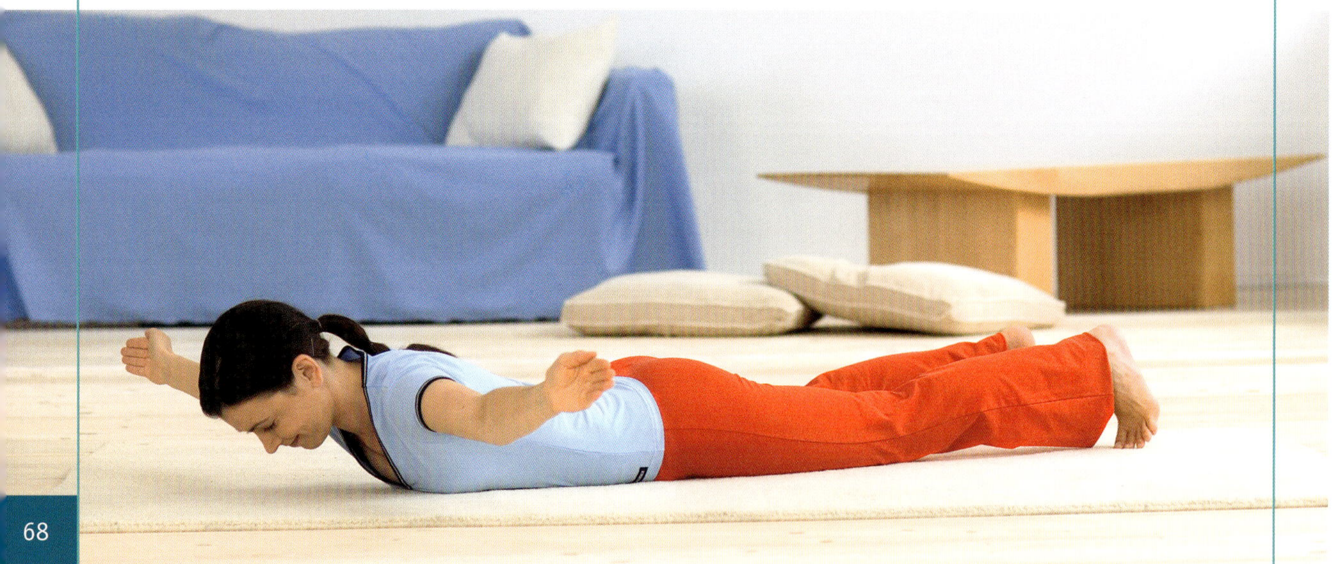

wenn der Körper sich jetzt nicht mehr bewegt, sollten Sie tief und bewusst weiteratmen.

3. RELAX-PHASE

> Lassen Sie abschließend Arme und Kopf wieder auf den Boden sinken.

> Rollen Sie sich dann langsam auf den Rücken, schütteln Sie die Arme aus und entspannen Sie sich.

Check Points – bitte beachten

>> *Während der ganzen Übung sollten Kopf, Halswirbelsäule und Rücken auf einer Linie liegen. Legen Sie den Kopf nicht in den Nacken!*

>> *Führen Sie die Übung kontrolliert durch, heben Sie die Arme nicht ruckartig an!*

>> *Gehen Sie nicht ins Hohlkreuz! Das Heben der Arme erfolgt ausschließlich aus den Schultern und dem oberen Rücken!*

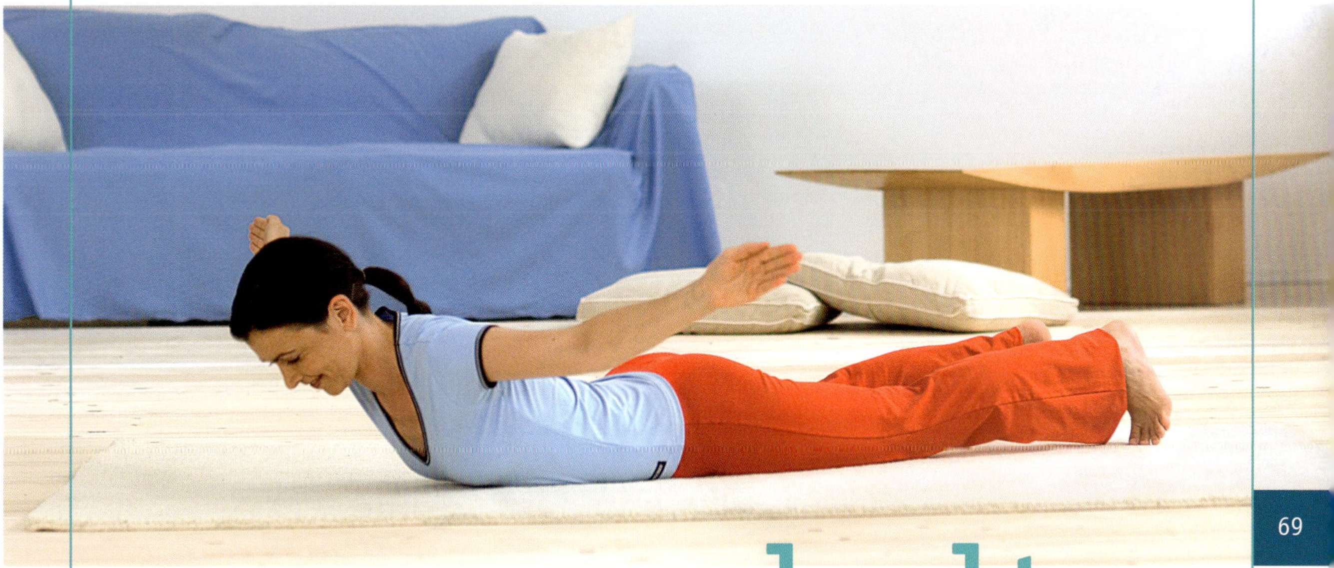

Arme 1: BIZEPS CURL

AUSGANGSSTELLUNG

> Die folgende Übung wird im Stehen durchgeführt. Zunächst wird der rechte Bizeps trainiert. Dazu wird der rechte Arm leicht angewinkelt vor dem Körper gehalten, die Handfläche zeigt dabei nach oben.

> Die linke Handfläche wird von oben auf die rechte gelegt, der linke Arm ist etwas stärker gestreckt als der rechte. Spannen Sie die Bauchmuskeln an, indem Sie den Nabel nach innen und oben ziehen.

1. DYNAMISCHE PHASE

> Um in die Endstellung zu kommen, atmen Sie tief aus, spannen sämtliche Armmuskeln an und drücken mit dem rechten unteren Arm nach oben. Die linke Hand drückt von oben dagegen und sorgt für den nötigen Widerstand. Heben Sie die rechte Hand, bis Unter- und Oberarm einen 90-Grad-Winkel bilden.

> Senken Sie den rechten Unterarm einatmend wieder bis in die Ausgangsstellung, die Spannung in beiden Armen wird dabei aufrechterhalten.

2. STATISCHE PHASE

> Nach der letzten Wiederholung bleiben Sie in der Endstellung und halten die Spannung im rechten Bizeps 8 Sekunden lang. Atmen Sie dabei tief und bewusst weiter.

3. RELAX-PHASE

> Lösen Sie die Handstellung, schütteln Sie beide Arme aus und entspannen Sie sich einige Sekunden lang, bevor Sie die Übung mit der anderen Hand ausführen.

Check Points – bitte beachten

>> *Koordinieren Sie die Bewegung der Arme möglichst harmonisch, während die rechte Hand nach oben geschoben wird, schiebt die linke von oben dagegen, der rechte Arm ist also etwas »stärker« als der linke. Umgekehrt gewinnt die linke Hand in der Endstellung wieder die Oberhand und schiebt die rechte zurück nach unten.*

>> *Ziehen Sie die Schultern bewusst nach unten und hinten.*

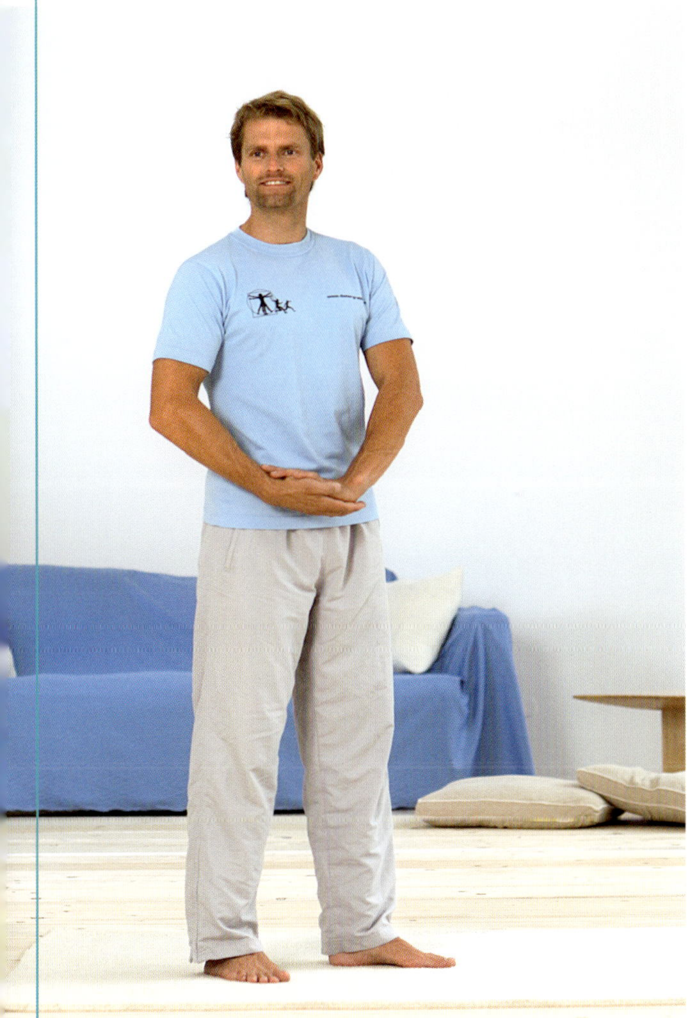

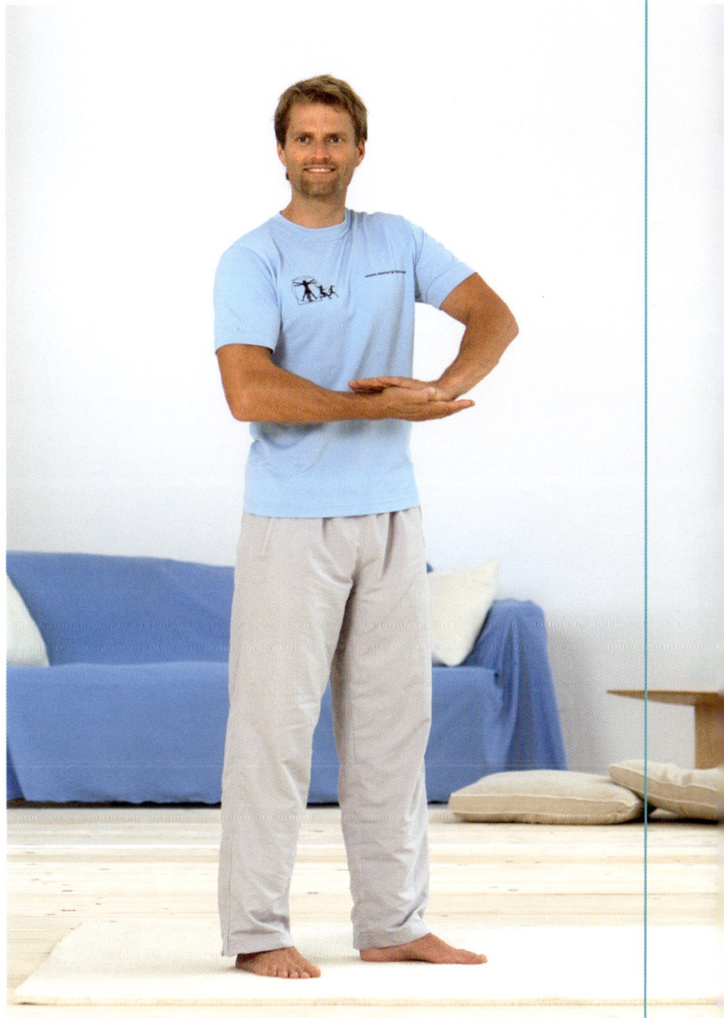

Arme 2: TRIZEPS PUSH-UP

AUSGANGSSTELLUNG

> Gehen Sie aus dem Fersensitz in den Vierfüßerstand. Schließen Sie die Beine, die Fußrücken berühren den Boden.

> Setzen Sie die Handflächen unterhalb der Schultern auf den Boden, die geschlossenen Finger zeigen nach vorne. Achten Sie darauf, die Hände relativ eng aufzusetzen. Es sollte nur etwa eine Handbreit Platz zwischen den Händen sein. Gesäß, Rücken und Nacken bilden eine gerade Linie.

1. DYNAMISCHE PHASE

> Um in die Endstellung zu kommen, atmen Sie ein und beugen langsam die Arme, bis Ihre Nase knapp über dem Boden ist. Halten Sie den Rücken möglichst gerade, Kopf und Nacken sind in der Verlängerung der Wirbelsäule.

> Mit dem Ausatmen strecken Sie die Arme wieder so weit, bis der Rücken parallel zum Boden ist. Achten Sie darauf, die Arme in den Ellbogen nie ganz durchzudrücken.

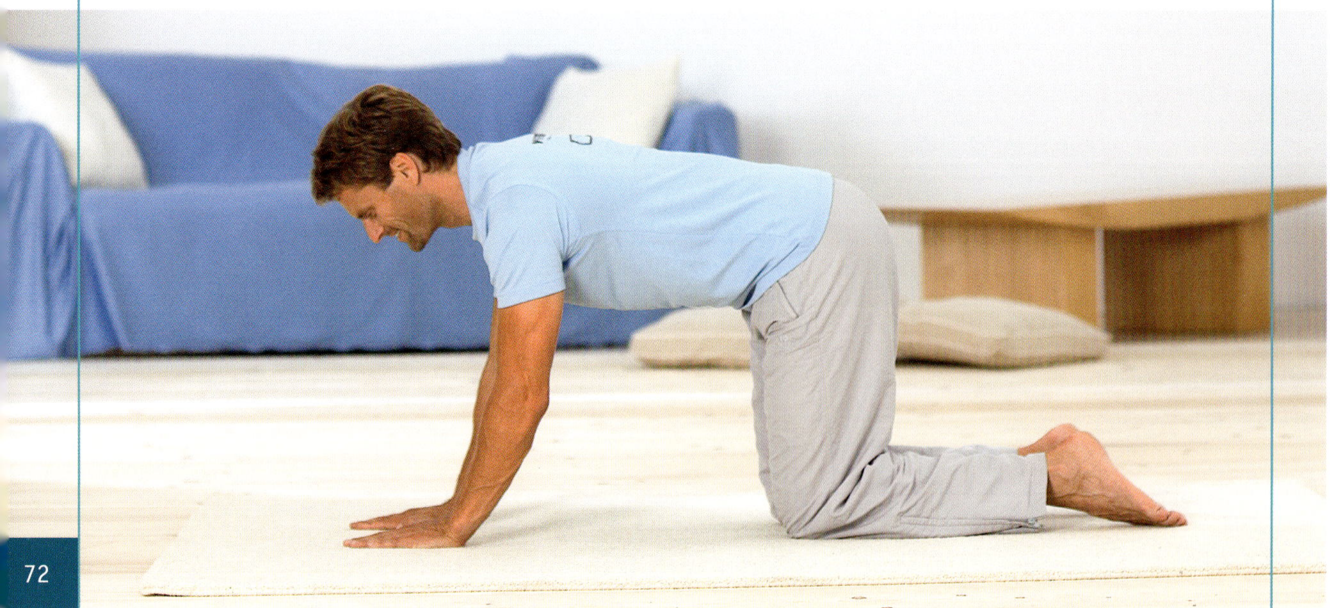

2. STATISCHE PHASE

> Nach der letzten Wiederholung bleiben Sie unten in der Endstellung und halten die Spannung in den Armen noch einmal 8 Sekunden an. Halten Sie den Atem dabei nicht an, sondern atmen Sie tief weiter.

3. RELAX-PHASE

> Richten Sie sich abschließend zum Fersensitz auf und schütteln Sie Ihre Arme aus.

> Lösen Sie dann die Haltung und legen Sie sich zum Entspannen kurz auf den Rücken.

Check Points – bitte beachten

>> *Halten Sie während der Übung den Rücken gerade. Die Wirbelsäule sollte weder durchhängen noch sich nach oben wölben.*

>> *Führen Sie die Übung kontrolliert durch, Ihr Gewicht ruht vor allem auf den Händen. Führen Sie die Bewegung nur mit der Kraft der Arme durch und nicht, indem Sie den Po nach hinten schieben.*

>> *Konzentrieren Sie sich beim Hochdrücken auf die Trizepsmuskeln.*

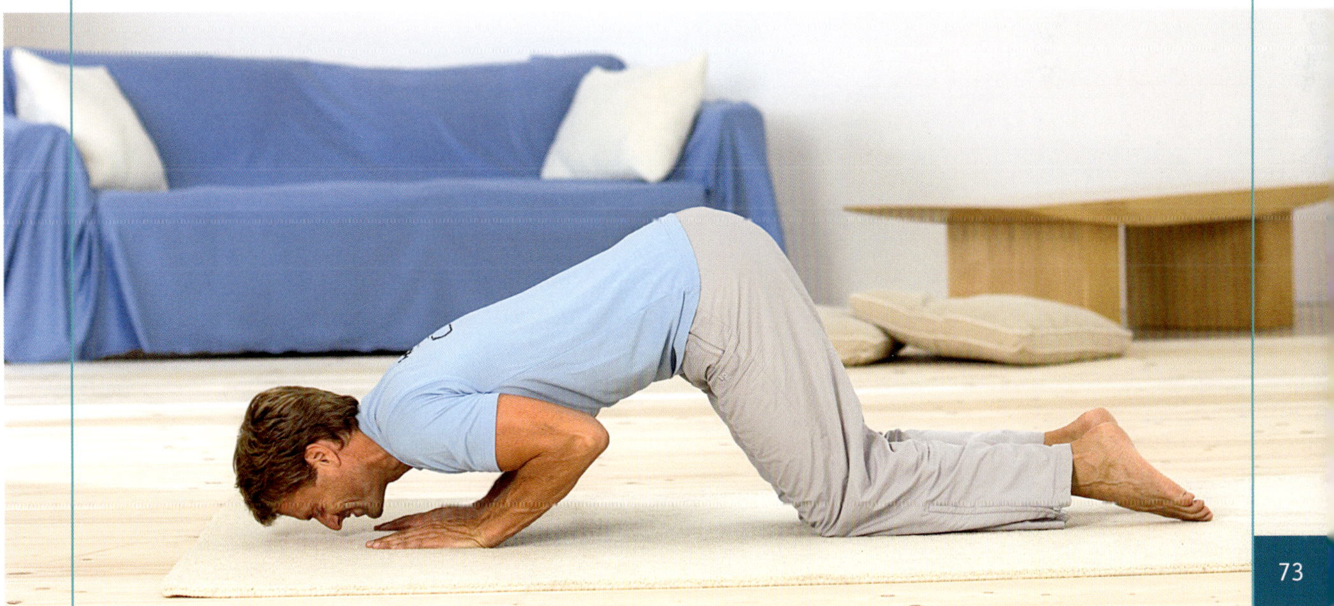

Arme 3: ATLAS EXERCISE (mit Ballon)

AUSGANGSSTELLUNG

> Diese Übung wird im Stehen durchgeführt. Stehen Sie locker und bequem und strecken Sie die Knie nicht vollständig durch. Die Wirbelsäule ist aufrecht.

> Heben Sie nun Ihren rechten Arm bis auf Schulterhöhe. Legen Sie den Ballon auf Ihre Schulter und winkeln Sie den Arm an, so dass Sie den Ballon mit der Handfläche von oben gegen die Schulter drücken. Denken Sie daran, dass ein Luftballon auch platzen kann. Schützen Sie Ihre Ohren eventuell mit Ohrenstöpseln.

1. DYNAMISCHE PHASE

> Um in die Endstellung zu kommen, atmen Sie aus, spannen den Bizeps des rechten Armes an und drücken mit der Handfläche gegen den Ballon. Nähern Sie die Hand so weit wie möglich der Schulter. Der Oberarm bleibt in seiner Position.

> Einatmend lassen Sie den Druck auf den Ballon wieder ein wenig nach, behalten aber ein wenig Spannung im Bizeps.

2. STATISCHE PHASE

> Am Ende der Übung bleiben Sie in der Endstellung und halten die Spannung im Bizeps und den Schultern noch einmal 8 Sekunden lang. Halten Sie den Atem während dieser statischen Phase nicht an, sondern lassen Sie ihn frei strömen.

3. RELAX-PHASE

> Lassen Sie den Druck auf den Ballon nun ganz los und lockern Sie den Arm.

> Schütteln Sie den Arm kurz aus und entspannen Sie die Schultern, bevor Sie die Übung auf der linken Seite wiederholen.

Check Points – bitte beachten

>> *Halten Sie während der ganzen Übung den Rücken gerade. Die Wirbelsäule bleibt aufrecht, der Blick geht nach vorne.*

>> *Führen Sie die Übung kontrolliert durch, vermeiden Sie es, den Ballon ruckartig zusammenzupressen.*

>> *Achten Sie darauf, dass der Oberarm seine Lage nicht verändert. Der Druck auf den Ballon erfolgt nur durch das Anwinkeln des Unterarmes!*

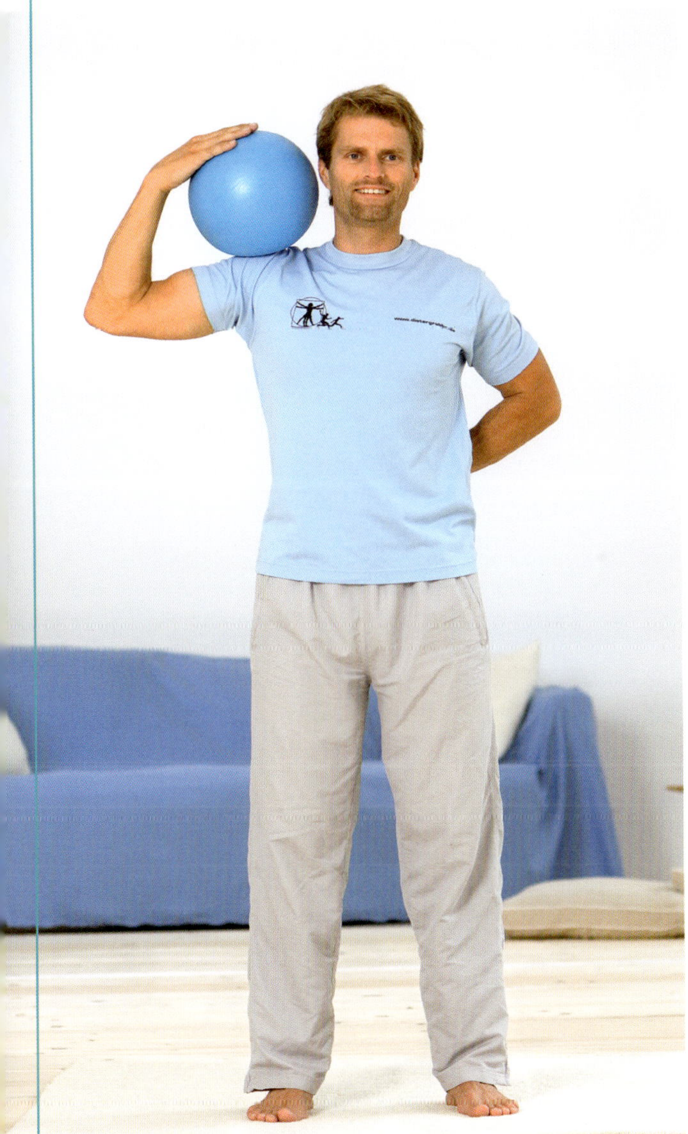

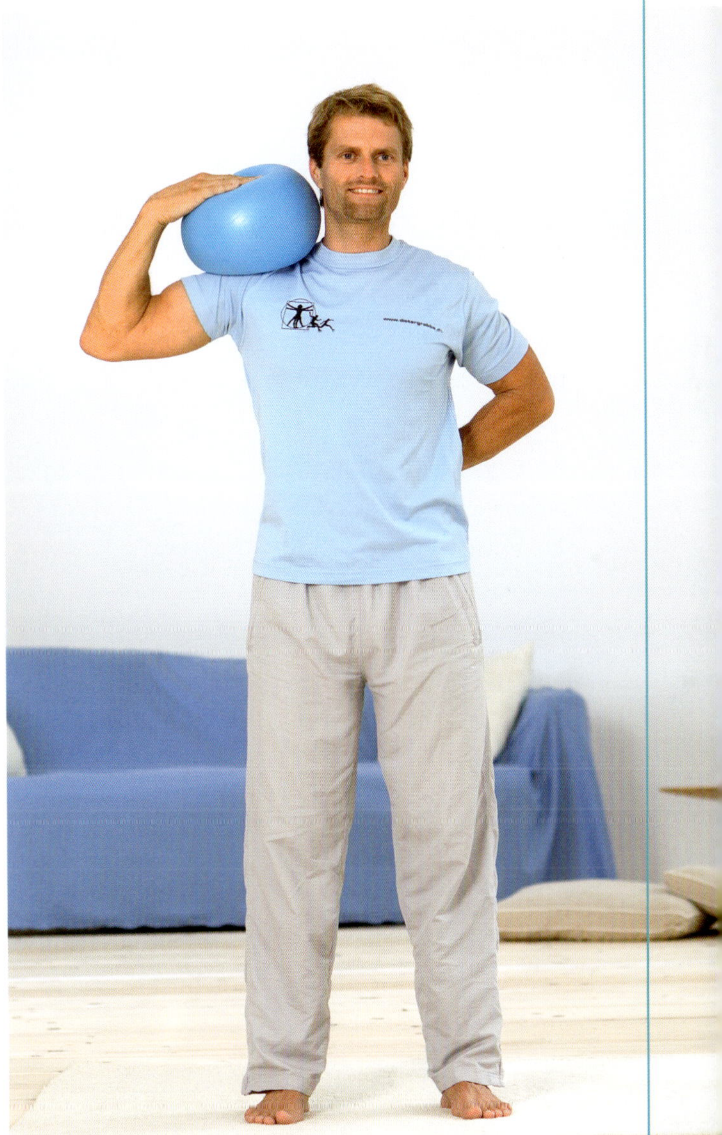

Arme: ARM PRESSION (mit Ballon)

AUSGANGSSTELLUNG

> Die Übung wird stehend ausgeführt. Achten Sie darauf, die Wirbelsäule aufrecht zu halten und die Bauchmuskeln leicht anzuspannen.

> Nehmen Sie den Ballon zwischen Ihre Hände. Die linke Handfläche ist einige Zentimeter vor der Stirn und liegt an der Vorderseite des Ballons, die rechte zeigt zum Körper und liegt hinter dem Ballon. Die linke Hand wird waagrecht, die rechte senkrecht zum Ballon gehalten.

1. DYNAMISCHE PHASE

> Spannen Sie Ihre Armmuskulatur bewusst an. Ausatmend üben Sie mit beiden Handflächen Druck gegen den Ballon aus. Die linke schiebt den Ballon nach vorne, die rechte Hand drückt zugleich zum Körper.

> Einatmend lassen Sie den Druck auf den Ballon wieder ein wenig nach, halten aber trotzdem noch etwas Spannung in den Muskeln beider Arme aufrecht.

2. STATISCHE PHASE

> Nach der letzten Wiederholung bleiben Sie nochmals 8 Sekunden lang in der Endstellung, üben also mit beiden Armen Druck gegen den Ballon aus. Atmen Sie dabei unbedingt tief weiter.

3. RELAX-PHASE

> Lösen Sie die Spannung, legen Sie den Ballon ab und schütteln Sie die Arme aus.

> Dann kurz entspannen und die Übung auch andersherum durchführen.

Check Points – bitte beachten

>> *Schließen Sie bei dieser Übung unbedingt die Augen, falls der Ballon doch einmal platzt. Verwenden Sie zum Schutz der Ohren ggf. Ohrenstöpsel.*

>> *Es geht nicht darum, möglichst fest gegen den Ballon zu drücken. Wichtig ist, dass Sie die Ober- und Unterarmmuskeln kräftig anspannen: Die Vorstellung, dabei sehr viel Kraft aufwenden zu müssen, ist das eigentlich Entscheidende.*

>> *Vermeiden Sie es, die Schultern nach oben zu ziehen.*

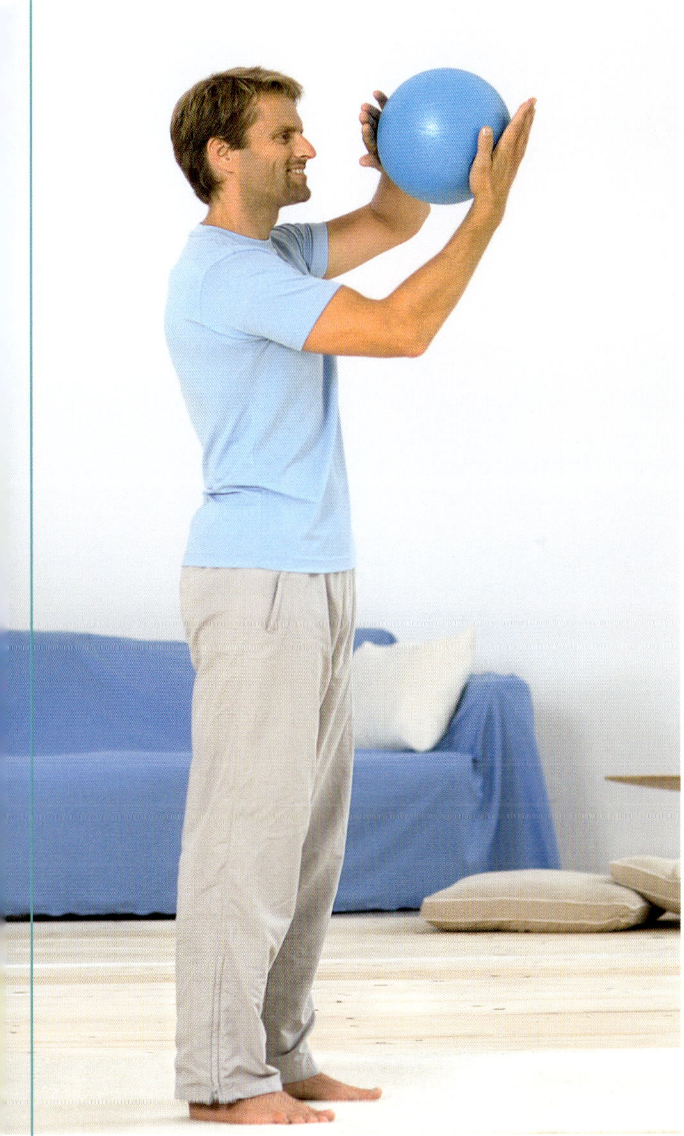

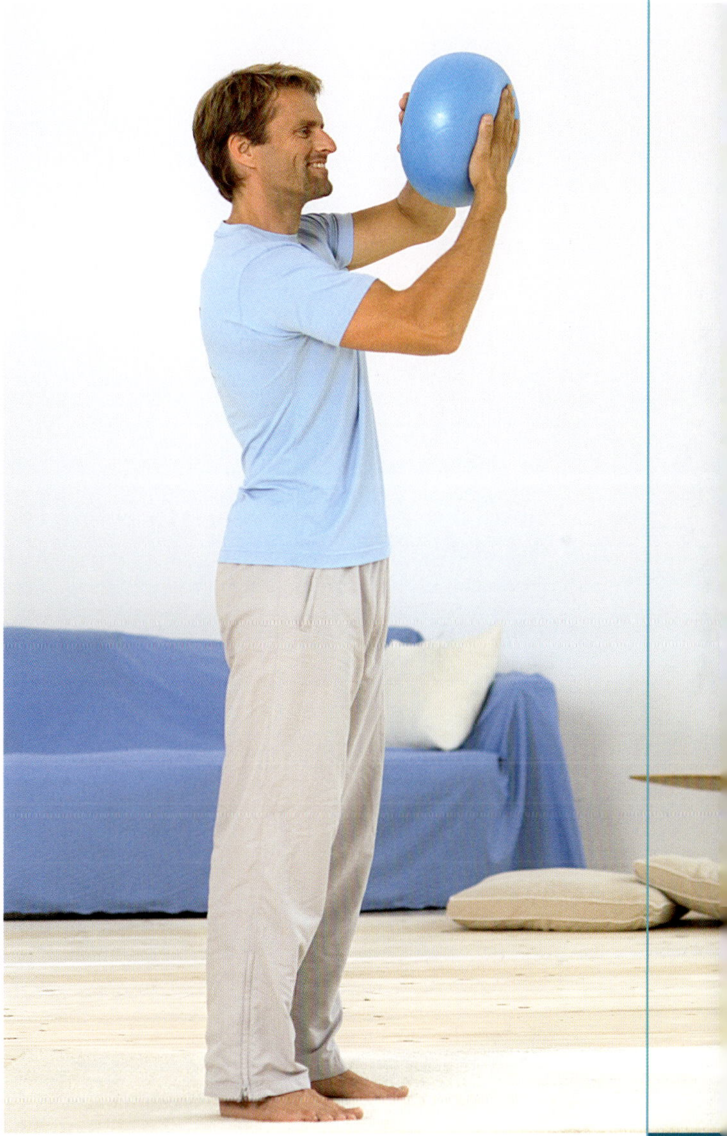

Rücken 1: HEAD PRESS (mit Ballon)

AUSGANGSSTELLUNG

> Bei dieser Übung für Nacken und oberen Rücken starten Sie aus der Rückenlage. Ihre Beine sind angewinkelt und leicht geöffnet, die Füße aufgestellt.

> Legen Sie Ihre Hände entspannt auf den Bauch, oder Sie legen die Arme einfach neben dem Körper ab. Der Ballon befindet sich unter Ihrem Kopf. Ihr Blick ist direkt nach oben gerichtet.

1. DYNAMISCHE PHASE

> Um in die Endstellung zu kommen, atmen Sie aus und drücken mit dem Hinterkopf gegen den Ballon. Spannen Sie dabei die Nackenmuskulatur an. Ihr Blick bleibt auf einen Punkt an der Decke gerichtet. Der Abstand zwischen Kinn und Brust bleibt unverändert.

> Einatmend lassen Sie die Spannung im Nacken etwas nach und verringern damit den Druck auf den Ballon.

2. STATISCHE PHASE

> Nach der letzten Wiederholung bleiben Sie in der Endstellung und halten die Spannung im Nacken nochmals 8 Sekunden. Atmen Sie dabei tief weiter und halten Sie den Atem nicht an.

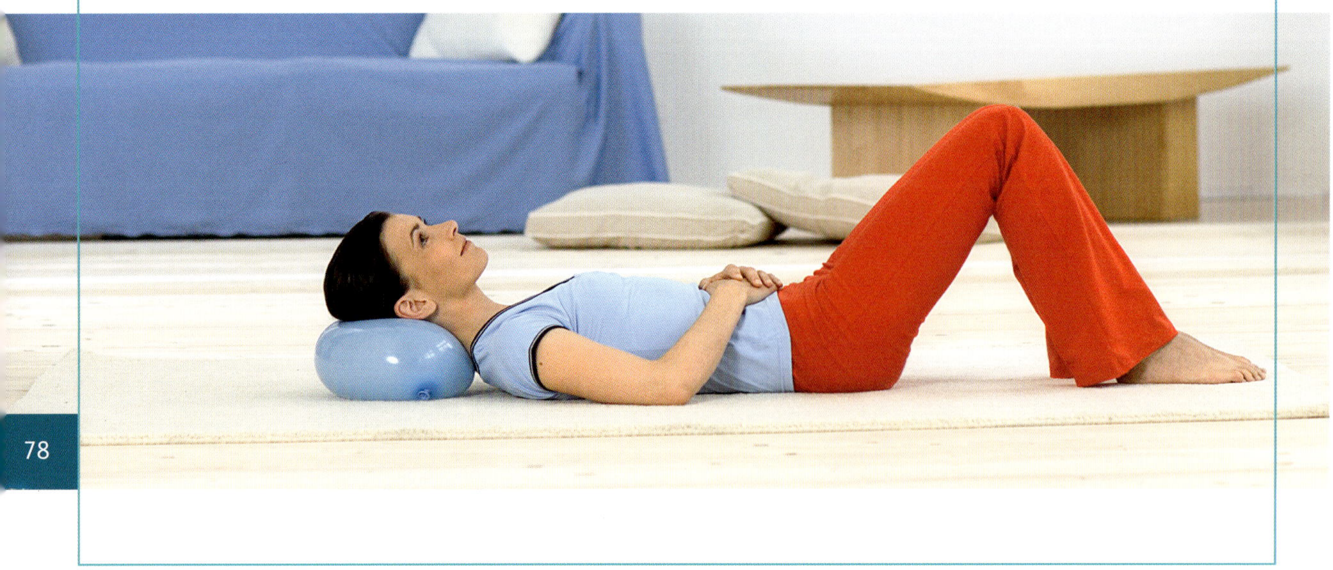

3. RELAX-PHASE

> Lassen Sie abschließend den Druck des Nackens gegen den Ballon ganz los.

> Entspannen Sie die Nackenmuskulatur, indem Sie den Kopf vom Ballon tragen lassen und in eine leichte Schaukelbewegung versetzen.

> Genießen Sie das sanfte Schaukeln und spüren Sie, wie sich dabei Verspannungen lösen.

Check Points – bitte beachten

- *Achten Sie darauf, das Kinn nicht zur Brust zu ziehen, wenn Sie den Kopf gegen den Ballon drücken!*
- *Führen Sie die Übung kontrolliert durch. Vermeiden Sie ruckartige Bewegungen und üben Sie nicht zu viel Druck aus!*
- *Legen Sie ein doppelt gefaltetes Handtuch unter den Ballon. Achten Sie darauf, dass keine spitzen Gegenstände wie Steinchen auf dem Boden liegen! Bedenken Sie, dass ein Luftballon platzen kann, üben Sie ggf. mit Ohrenstöpseln.*

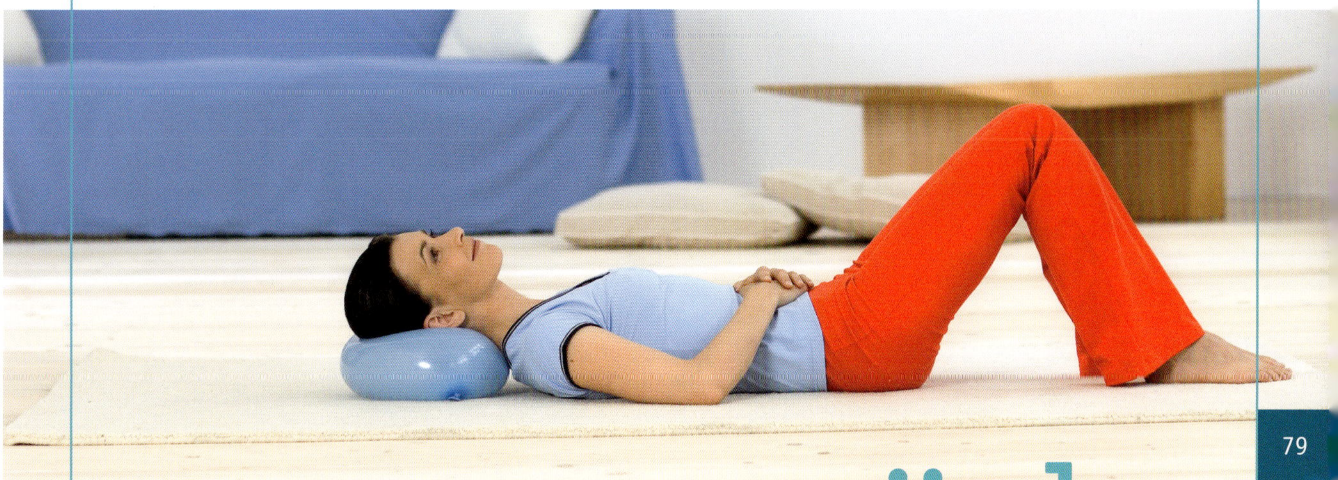

Rücken 2: FLYING FISH I

AUSGANGSSTELLUNG

> Sie beginnen diese Übung in der Bauchlage. Die Beine sind gestreckt und ein Stück weit geöffnet, die Zehen sind aufgestellt. Ihre Arme sind 90 Grad angewinkelt, die Unterarme befinden sich parallel zum Körper.

> Die Hände berühren mit den Handkanten den Boden, so dass die Handflächen zueinander zeigen. Oberarme und Schultern liegen auf einer Linie. Spannen Sie die Rückenmuskeln an und heben Sie Kopf, Oberkörper und Arme vom Boden ab.

1. DYNAMISCHE PHASE

> Um in die Endstellung zu kommen, führen Sie die Arme in gerader Linie nach vorn, wobei die Handflächen stets zueinander weisen.

> Einatmend führen Sie die Arme wieder zurück, bis die Oberarme und Schultern auf einer Linie liegen.

2. STATISCHE PHASE

> Nach Abschluss der letzten Wiederholung bleiben Sie in der Endstellung und halten die Spannung in

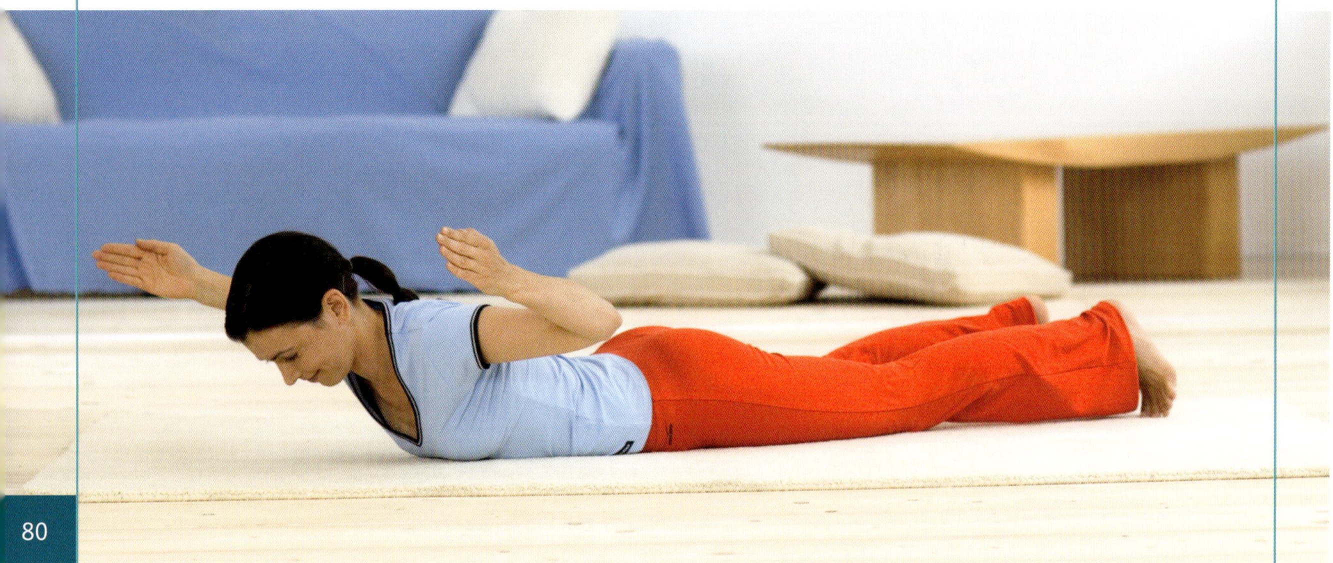

der Rückenmuskulatur noch einmal 8 Sekunden an. Halten Sie den Atem während dieser statischen Phase nicht an, sondern lassen Sie ihn frei fließen.

3. RELAX-PHASE

> Lassen Sie Ihren Kopf abschließend wieder auf den Boden sinken und nehmen Sie die Spannung aus Nacken und Rücken.

> Lösen Sie dann die Haltung und rollen Sie sich kurz auf den Rücken, um zu entspannen.

Check Points – bitte beachten

- *Legen Sie den Kopf nicht in den Nacken, wenn sie ihn heben. Der Blick ist stets nach unten gerichtet.*
- *Führen Sie die Übung kontrolliert durch. Die Bewegung der Arme nach vorne sollte in gerader Linie und nicht im Halbkreis erfolgen.*
- *Achten Sie darauf, nicht ins Hohlkreuz zu kommen; insbesondere dann, wenn Sie die Arme nach vorne bewegen.*

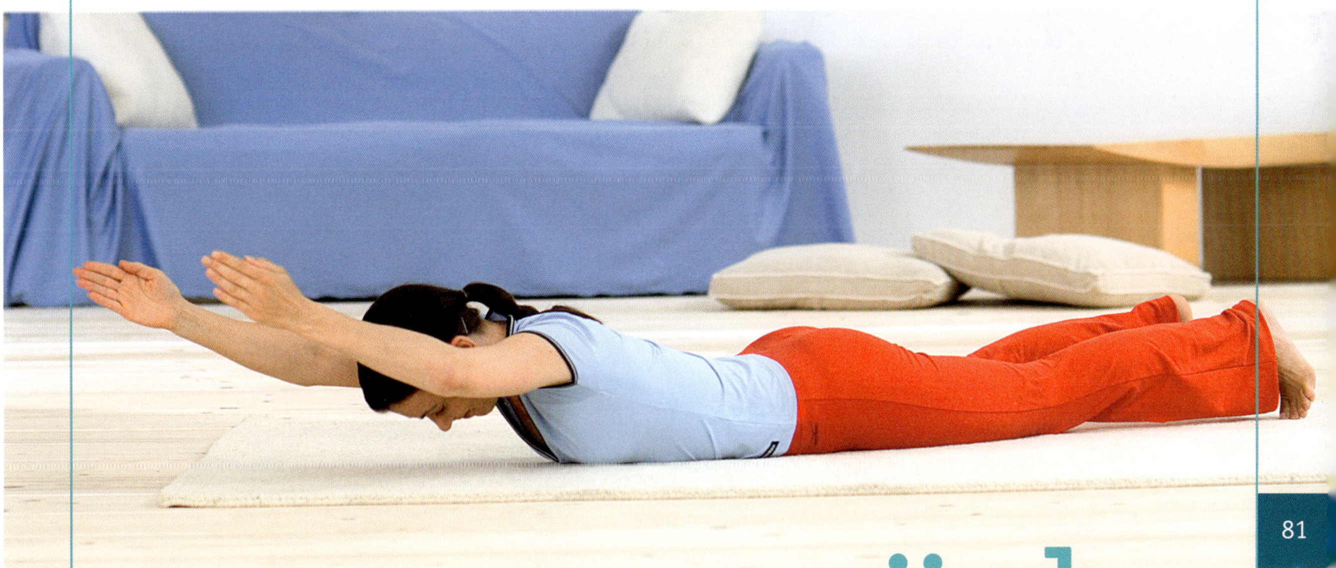

Rücken 3: SCORPION VARIATION I

AUSGANGSSTELLUNG

> Sie beginnen die Übung, indem Sie sich in die Bauchlage begeben. Ihre Beine sind gestreckt und ein wenig geöffnet. Ihre Hände legen Sie nach vorne gestreckt, mit den Handflächen nach unten, auf den Boden.

> Die Stirn berührt ebenfalls den Boden. Spannen Sie Bauch und Po ein wenig an und strecken Sie den Nacken.

1. DYNAMISCHE PHASE

> Um in die Endstellung zu kommen, atmen Sie aus, spannen die Rückenmuskeln an und heben gleichzeitig den Kopf, den linken Arm und das rechte Bein ein Stück vom Boden. Strecken Sie sich in der Diagonale: von den Zehenspitzen des rechten Beines bis zu den Fingerspitzen des linken Armes.

> Einatmend senken Sie Arm und Bein wieder, bis sie knapp über dem Boden ankommen.

2. STATISCHE PHASE

> Am Ende der Übung bleiben Sie in der Endstellung und halten die Spannung in der Rückenmuskulatur noch einmal 8 Sekunden an. Atmen Sie in dieser statischen Haltung tief weiter und halten Sie den Atem keinesfalls an.

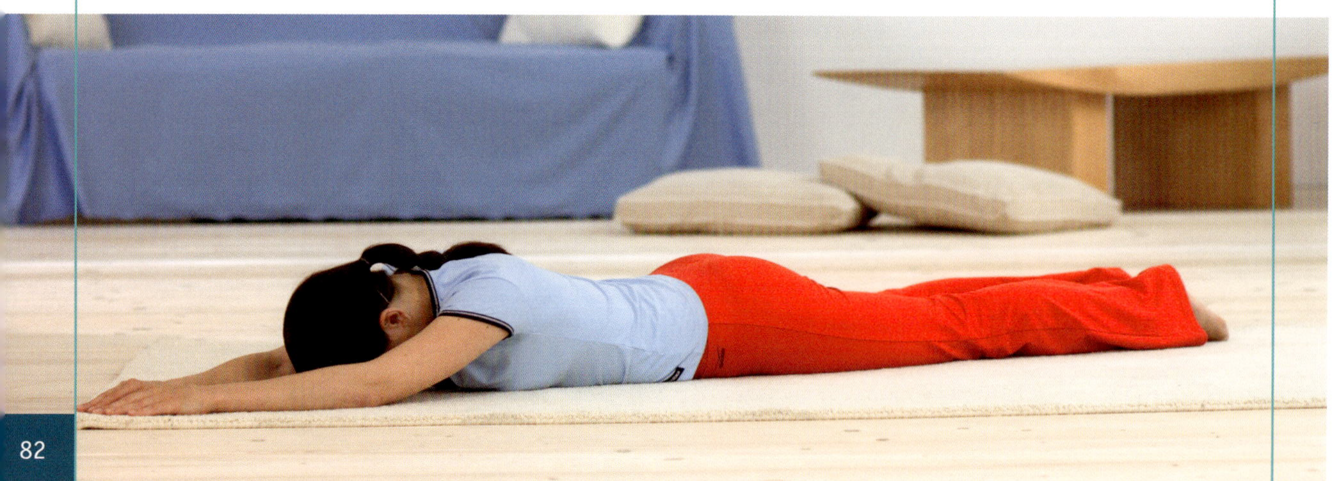

3. RELAX-PHASE

> Lassen Sie Kopf, Arm und Bein abschließend wieder auf den Boden sinken und rollen Sie sich kurz auf den Rücken, um zu entspannen, bevor Sie die Übung mit dem rechten Arm und dem linken Bein wiederholen.

> Nehmen Sie abschließend innerlich Kontakt zu Ihrem Rücken auf, indem Sie in die Muskeln hineinspüren. An welchen Stellen berührt Ihr Rücken den Boden?

Check Points – bitte beachten

>> *Achten Sie darauf, den Kopf nicht in den Nacken zu überstrecken. Der Blick ist während der Übung auf den Boden gerichtet.*
>> *Verdrehen Sie nicht den Rücken: Die Auf- und Abwärtsbewegung sollte nur durch die Rückenmuskulatur zustande kommen.*
>> *Es kommt nicht auf die Höhe der Hebung an. Drücken Sie nicht mit dem auf dem Boden liegenden Arm und Bein nach!*

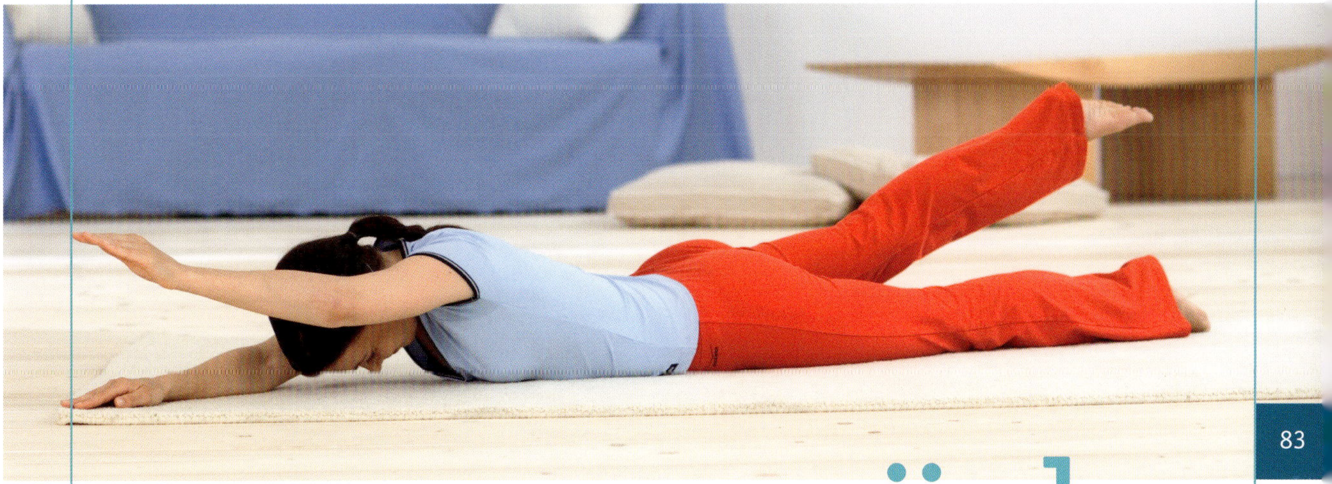

Rücken 4: REVERSE BACK-PRESS

AUSGANGSSTELLUNG

> Für diese Übung brauchen Sie eine freie Wand. Stellen Sie sich mit dem Rücken an die Wand: Die Fersen, der Po, der ganze Rücken und der Hinterkopf sollten in gutem Kontakt zur Wand sein.

> Heben Sie die Arme senkrecht gestreckt nach oben. Die Hände berühren sich, die Handflächen liegen an der Wand an und die Finger zeigen zur Decke.

1. DYNAMISCHE PHASE

> Spannen Sie zunächst die Po- und Bauchmuskeln an, indem Sie den Nabel etwas nach innen ziehen. Atmen Sie dann aus und pressen Sie dabei mit beiden Armen nach hinten gegen die Wand: Stellen Sie sich vor, Sie würden die Wand ein kleines Stück nach hinten schieben.

> Einatmend lassen Sie den Druck gegen die Wand wieder ein wenig nach, ohne die Spannung im Rücken und in den Armen jedoch ganz zu lösen.

2. STATISCHE PHASE

> Nach der letzten Wiederholung bleiben Sie noch 8 Sekunden lang in der Endstellung, drücken Sie mit den gestreckten Armen und Handflächen fest gegen die Wand. Atmen Sie dabei tief durch.

3. RELAX-PHASE

> Nehmen Sie die Arme nach unten, schütteln Sie sie kräftig aus und entspannen Sie sich einige Sekunden lang.

Check Points – bitte beachten

>> *Bei dieser Übung sollen Sie nur minimale Bewegungen ausführen. Es geht darum, den Druck gegen die Wand abwechselnd langsam aufzubauen und dann wieder zu lösen.*

>> *Drücken Sie in der aktiven Phase mit Po, oberem Rücken, Hinterkopf, Schultern, Armen und möglichst auch dem unteren Rücken gegen die Wand.*

>> *Strecken Sie die Arme nicht ganz durch, sondern lassen Sie die Ellbogen leicht gebeugt.*

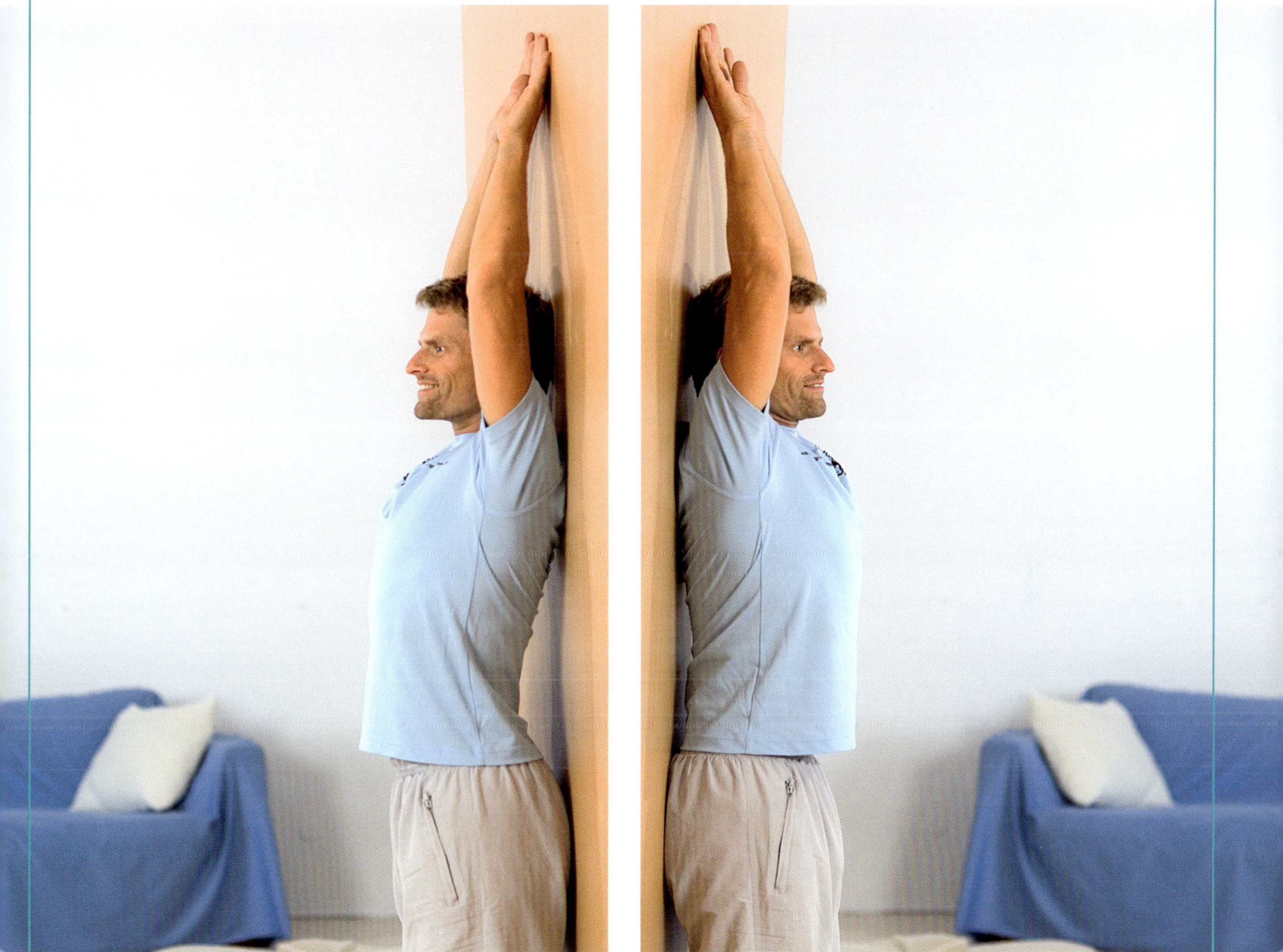

rücken

Rücken 5: DUCK LIFT (mit Ballon)

AUSGANGSSTELLUNG

> Diese Übung wird im Stehen ausgeführt. Stehen Sie stabil, aber entspannt. Die Knie sollen dabei leicht gebeugt bleiben. Der Oberkörper wird nach vorne gebeugt und das Kinn ist leicht angehoben.

> Halten Sie den Ballon hinter Ihrem Körper zwischen den Handflächen. Ziehen Sie die Schultern bewusst nach hinten und unten.

1. DYNAMISCHE PHASE

> Um in die Endstellung zu kommen, atmen Sie aus und heben die Arme hinter dem Körper. Üben Sie mit den Händen Druck auf den Ballon aus.

> Einatmend senken Sie die Arme wieder, bis der Ballon fast das Gesäß berührt. Gleichzeitig verringern Sie den Druck der Hände gegen den Luftballon.

2. STATISCHE PHASE

> Am Ende der letzten Wiederholung bleiben Sie in der Endstellung und halten die Spannung noch einmal 8 Sekunden. Die Hände drücken weiterhin gegen den Ballon. Halten Sie den Atem während dieser statischen Phase nicht an, sondern lassen Sie ihn frei strömen.

3. RELAX-PHASE

> Lassen Sie abschließend die Arme sinken, richten Sie sich auf und lassen Sie den Ballon los.

> Schütteln Sie die Arme kurz aus, legen Sie sich auf den Rücken und entspannen Sie sich ein wenig.

Check Points – bitte beachten

>> *Halten Sie den Rücken gerade. Die Wirbelsäule bleibt aufrecht, der Blick ist stets nach vorne gerichtet.*

>> *Führen Sie die Übung kontrolliert durch. Sie sollten weder ins Hohlkreuz gehen noch den oberen Rücken rund machen!*

>> *Achten Sie darauf, dass die Schultern auch während der Armhebung nicht nach oben und vorne kommen!*

>> *Achtung! Ein Luftballon kann auch platzen.*

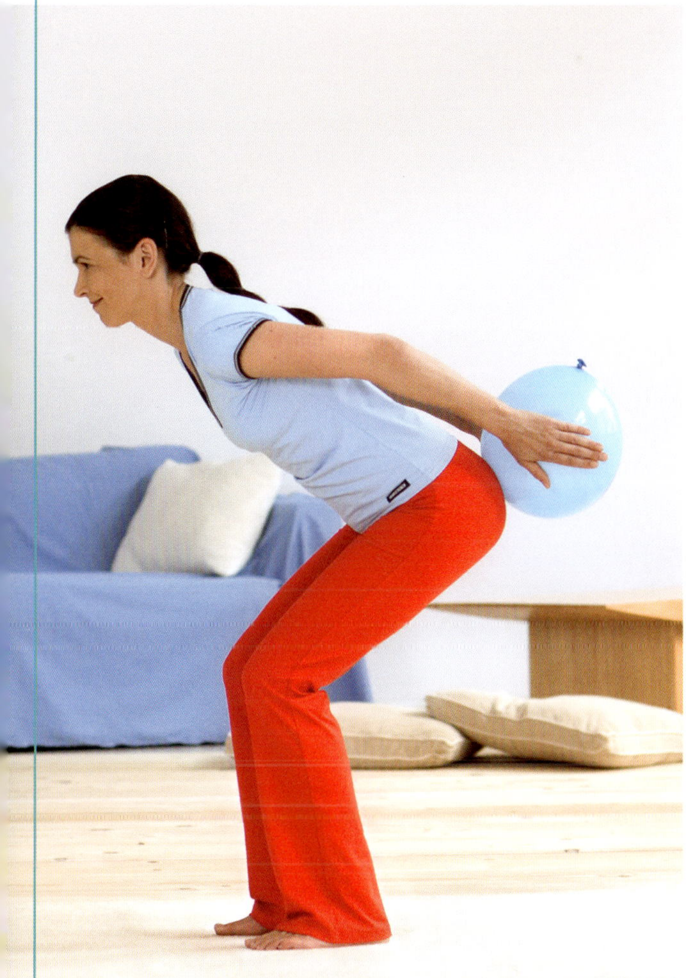

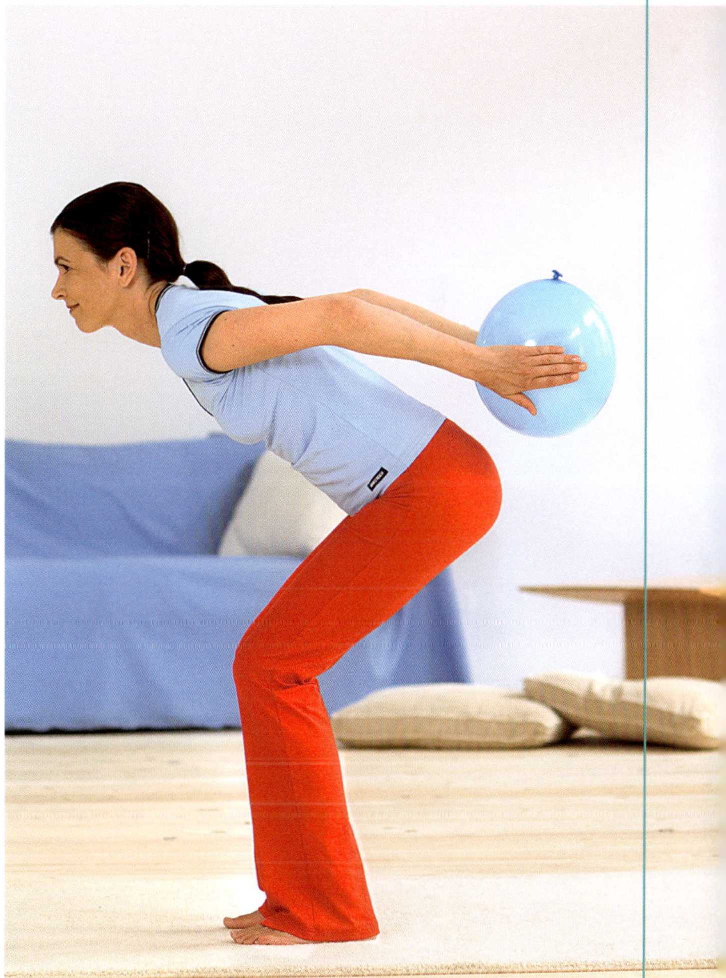

Rücken 6: FLYING FISH II

AUSGANGSSTELLUNG

> Bei dieser Übung starten Sie aus der Bauchlage. Die Beine sind gestreckt und ein kleines Stück geöffnet. Ihre Stirn ruht auf dem Boden. Legen Sie die Handflächen locker auf den Hinterkopf. Die Ellbogen berühren den Boden.

> Spannen Sie Bauch und Po ein wenig an und strecken Sie den Nacken, so dass der Körper auf einer Linie liegt. Machen Sie sich ganz lang.

1. DYNAMISCHE PHASE

> Um in die Endstellung zu kommen, atmen Sie aus, spannen die Rückenmuskeln an und heben zunächst den Kopf und dann den Oberkörper langsam einige Zentimeter vom Boden ab. Gleichzeitig ziehen Sie die Ellbogen so weit hoch, dass sie auf einer Ebene mit dem Rücken sind.

> Einatmend senken Sie Oberkörper und Kopf wieder, bis die Stirn knapp über dem Boden ist. Weder Kopf noch Ellbogen berühren den Boden.

2. STATISCHE PHASE

> Am Ende der letzten Wiederholung bleiben Sie in der Endstellung und halten die Spannung in der Rückenmuskulatur noch einmal 8 Sekunden an. Halten Sie den Atem während dieser statischen

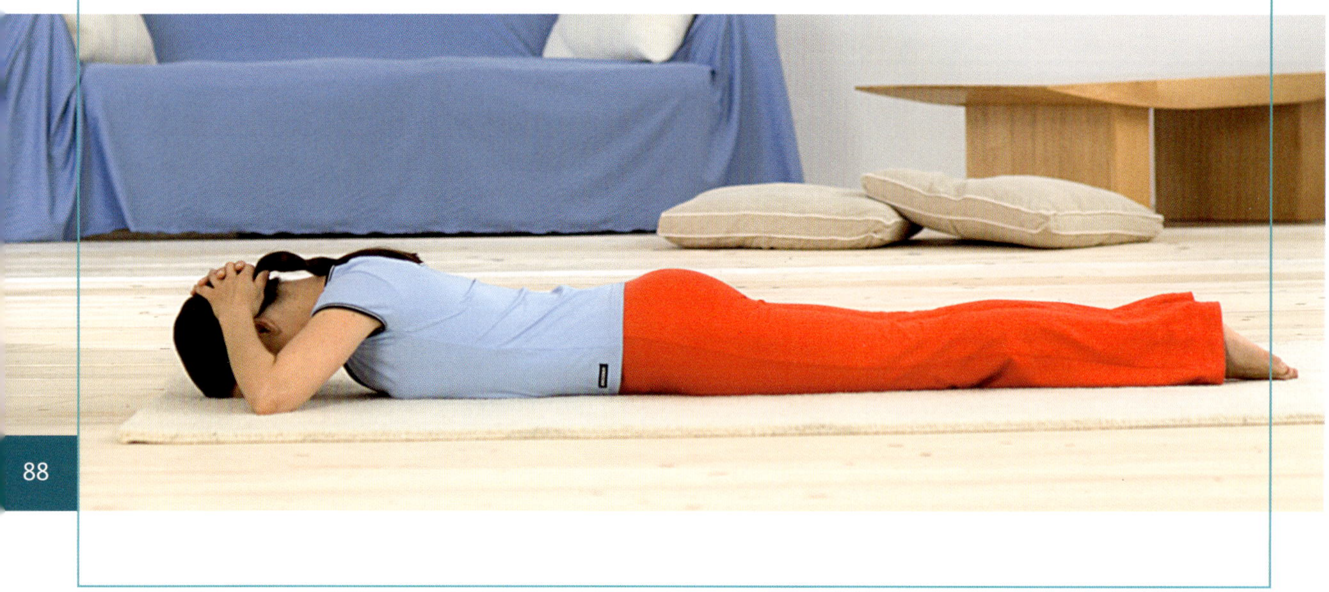

Phase aber nicht an, sondern lassen Sie ihn weiterströmen.

3. RELAX-PHASE

> Lassen Sie Kopf und Arme abschließend wieder auf den Boden sinken und nehmen Sie die Spannung aus Nacken, Rücken und Po.

> Lösen Sie die Haltung und rollen Sie sich kurz auf den Rücken, um zu entspannen.

Check Points – bitte beachten

>> *Achten Sie darauf, den Kopf nicht in den Nacken zu überstrecken. Der Blick ist während der Übung nach unten gerichtet.*

>> *Führen Sie die Übung kontrolliert durch. Holen Sie nicht mit den Armen Schwung.*

>> *Üben Sie mit den Händen möglichst wenig Druck auf den Kopf aus.*

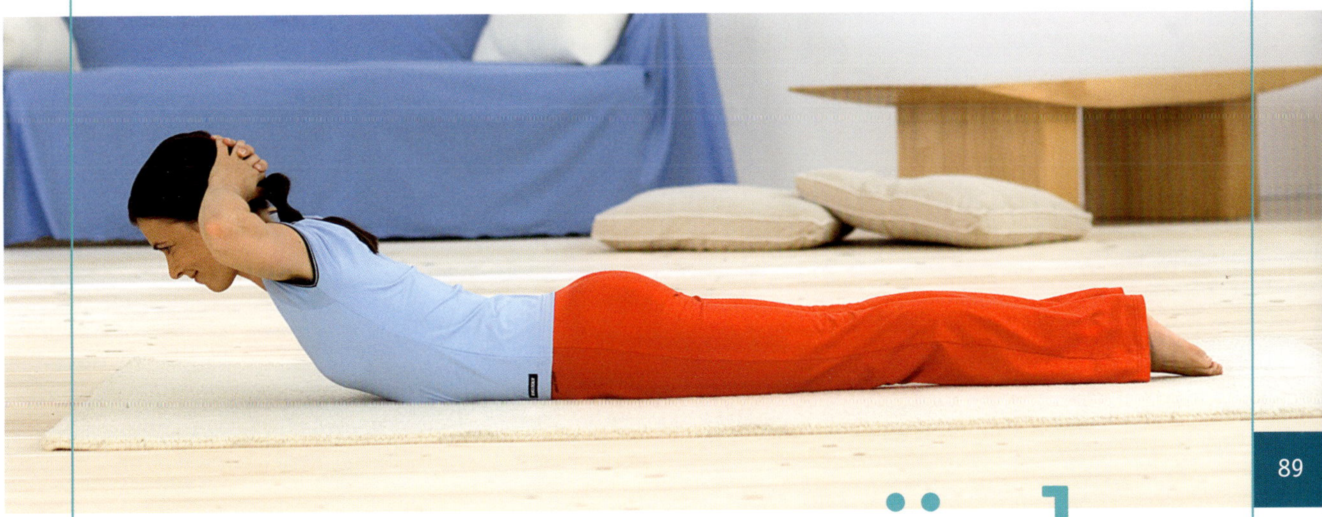

Po 1: SCORPION VARIATION II

AUSGANGSSTELLUNG

> Sie beginnen die Übung, indem Sie sich in die Bauchlage begeben. Ihre Beine sind gestreckt und ein wenig geöffnet. Ihre Hände legen Sie vor sich auf den Boden, so dass sich Daumen und Zeigefinger berühren und ein Dreieck bilden.

> Ihr Kopf ruht mit der Stirn auf diesem Dreieck. Spannen Sie Bauch und Po ein wenig an und strecken Sie den Nacken.

1. DYNAMISCHE PHASE

> Um in die Endstellung zu kommen, atmen Sie aus, spannen die Rückenmuskeln an und heben das linke Bein ein Stück vom Boden ab. Strecken Sie das angehobene Bein bis in die Zehenspitzen. Halten Sie die Spannung im Rücken aufrecht und gehen Sie nicht ins Hohlkreuz.

> Einatmend senken Sie das Bein wieder, bis sich die Zehenspitzen knapp über dem Boden befinden.

2. STATISCHE PHASE

> Am Ende der Übung bleiben Sie nochmals 8 Sekunden lang bewegungslos in der Endstellung und halten die Spannung in den Po- und Rückenmuskeln. Halten Sie den Atem aber nicht an, sondern atmen Sie tief und bewusst in den Bauch.

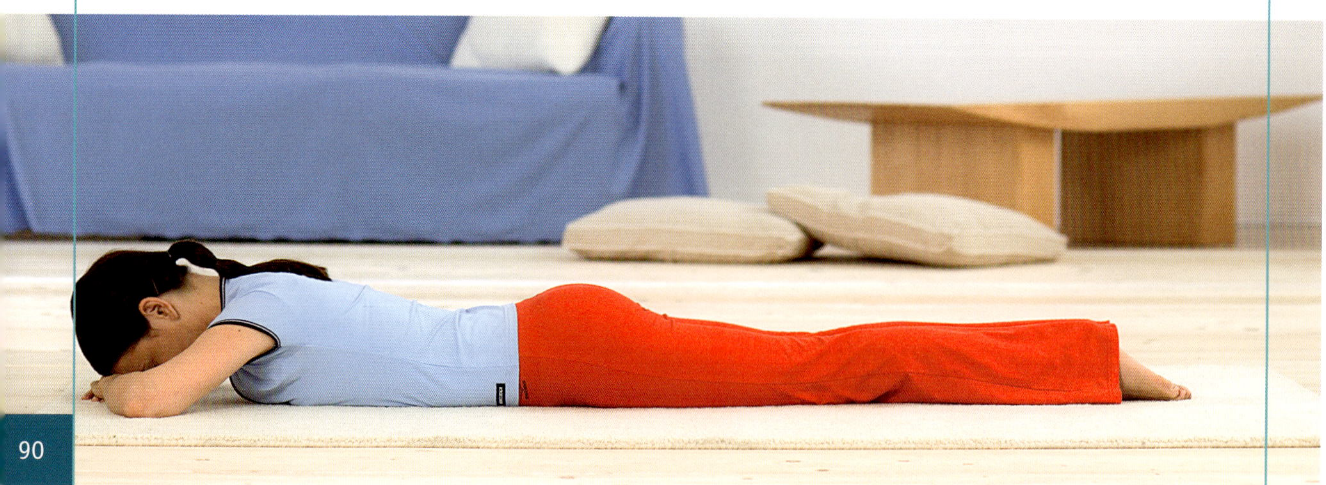

3. RELAX-PHASE

> Lassen Sie das Bein abschließend wieder auf den Boden sinken und rollen Sie sich kurz auf den Rücken, um sich zu entspannen, bevor Sie die Übung mit dem rechten Bein wiederholen.

> Nehmen Sie sich am Ende dieser Übung etwas Zeit, um sich tief zu entspannen. Atmen Sie einige Male in den Bauch und lassen Sie alle Spannungen im Gesäß bewusst los.

Check Points – bitte beachten

- *Achten Sie darauf, beim Heben des Beines den Rücken nicht zu verdrehen und nicht ins Hohlkreuz zu kommen.*
- *Führen Sie die Übung langsam und kontrolliert durch!*
- *Es kommt nicht darauf an, das Bein möglichst hoch zu heben. Wichtig ist, dass Sie die Übung korrekt ausführen und nur die Muskeln anspannen, die Sie zum Heben des Beines benötigen.*

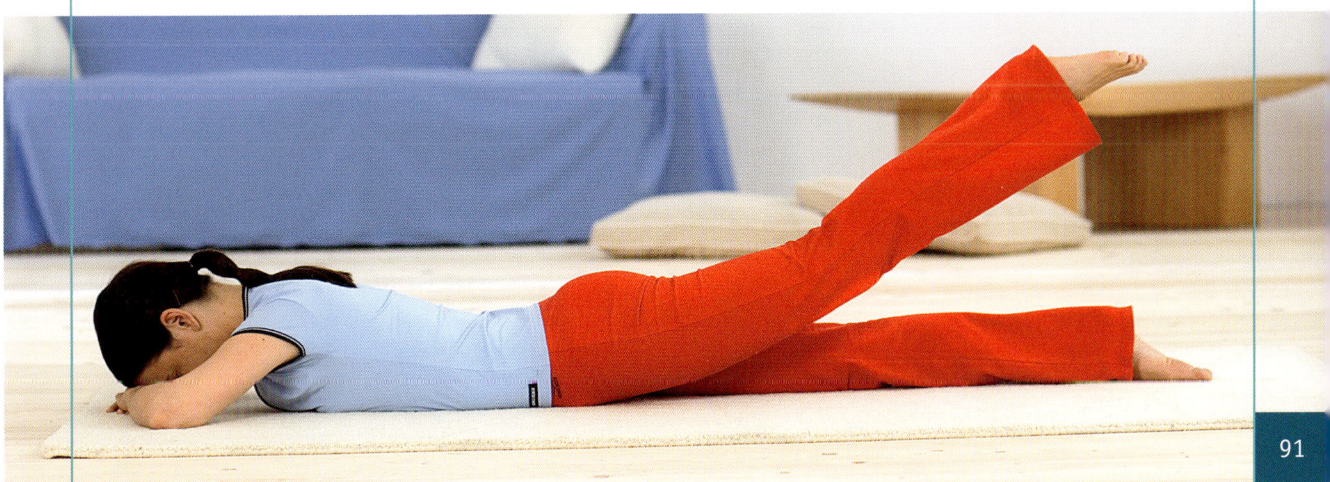

Po 2: HALF BRIDGE

AUSGANGSSTELLUNG

> Die Übung beginnt in der Rückenlage. Ihre Beine sind leicht geöffnet, die Knie angewinkelt und die Füße aufgestellt. Die Arme liegen in geringem Abstand vom Körper an Ihrer Seite, Handflächen nach unten.

> Spannen Sie Bauch- und Pomuskulatur leicht an und ziehen Sie das Kinn etwas an, so dass der gesamte Rücken den Boden berührt.

1. DYNAMISCHE PHASE

> Um in die Endstellung zu kommen, atmen Sie aus und spannen die Po- und Bauchmuskeln kräftig an. Gleichzeitig heben Sie Ihr Becken so weit an, bis Oberschenkel, Bauch und Brust auf einer Linie liegen, die schräg von Ihren Knien zu Ihren Schultern verläuft.

> Einatmend lassen Sie das Becken sinken, bis der Po knapp über dem Boden ist, ohne ihn jedoch zu berühren.

2. STATISCHE PHASE

> Am Ende der letzten Wiederholung bleiben Sie in der Endstellung und halten die Spannung in Bauch, Po und Rücken noch einmal 8 Sekunden an. Halten Sie den Atem während dieser stati-

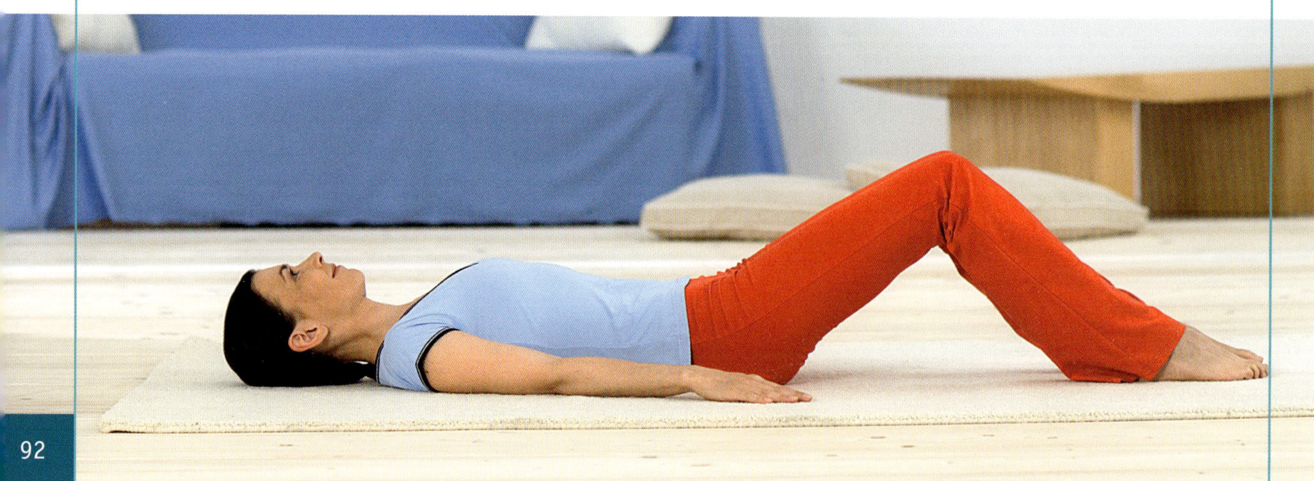

schen Phase nicht an, sondern lassen Sie ihn frei strömen.

3. RELAX-PHASE

> Lassen Sie abschließend den Po langsam auf den Boden sinken und lösen Sie die Spannung.

> Lassen Sie die Beine zu Boden gleiten, schütteln Sie sie kurz aus und entspannen Sie sich.

Check Points – bitte beachten

>> *Achten Sie darauf, nicht mit den Händen gegen den Boden zu drücken. Das Heben des Beckens erfolgt vor allem durch die Pomuskeln.*

>> *Führen Sie die Übung langsam und kontrolliert aus und vermeiden Sie ruckartige Bewegungen!*

>> *Gehen Sie nicht ins Hohlkreuz! Das Zentrum der Bewegung ist das Becken. In der Endstellung sollen Oberschenkel und Oberkörper auf einer Ebene liegen.*

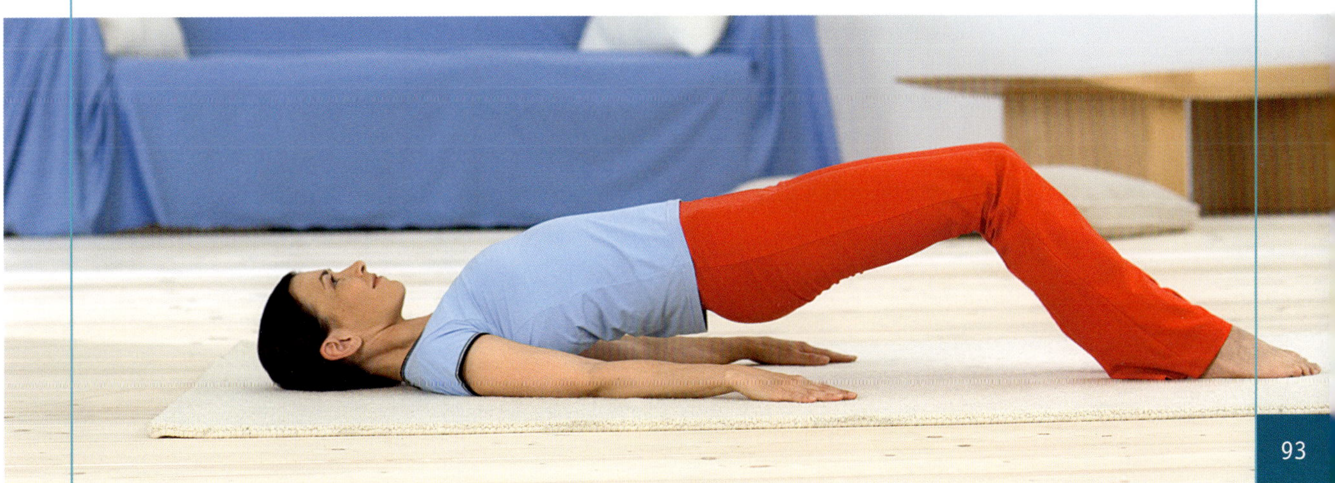

Po 3: KICK IT!

AUSGANGSSTELLUNG

> Bei dieser Übung starten Sie aus dem Vierfüßerstand. Dabei berühren die Zehen, die Knie, die Ellbogen, die Unterarme und die Handflächen den Boden. Arme und Beine sind jeweils etwa schulterbreit auseinander.

> Die Ellbogen stehen direkt unter den Schultern und die Knie direkt unter der Hüfte. Der Rücken bildet mit dem Kopf eine leicht schräg abfallende Linie. Heben Sie das linke Bein in der Hüfte ein wenig an.

1. DYNAMISCHE PHASE

> Um in die Endstellung zu kommen, atmen Sie aus und heben das linke Bein nach hinten und oben. Das Bein bleibt angewinkelt, so dass die Fußsohle zur Decke weist und der Oberschenkel im Idealfall eine Linie mit dem Rücken bildet.

> Einatmend führen Sie das Bein im Halbkreis über die Ausgangsstellung nach vorne, bis das linke Knie den linken Oberarm fast berührt.

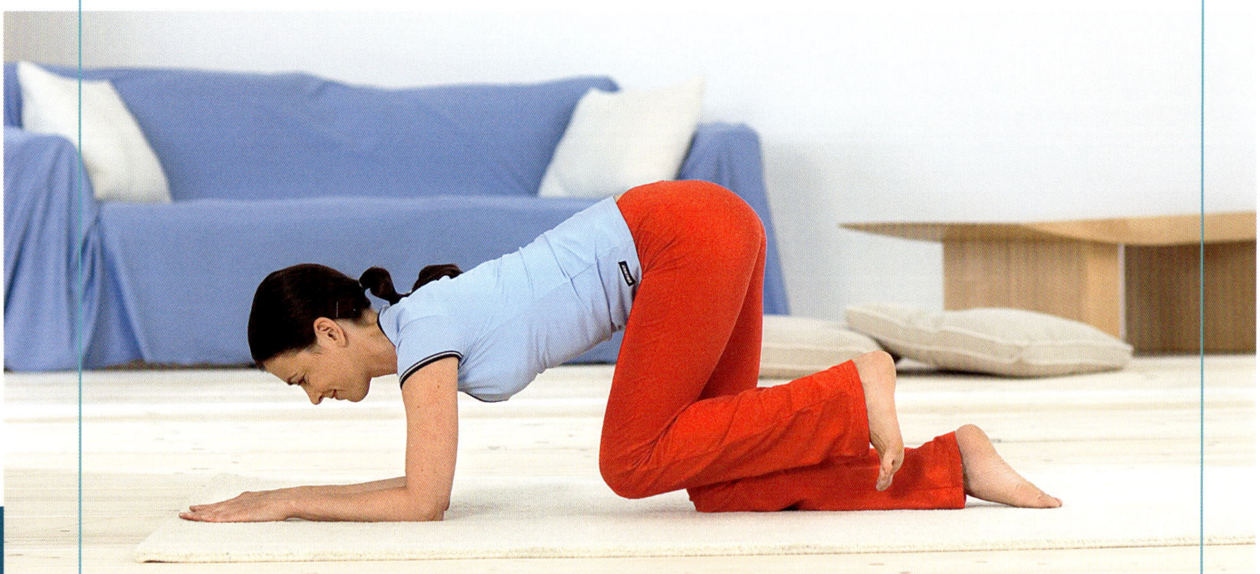

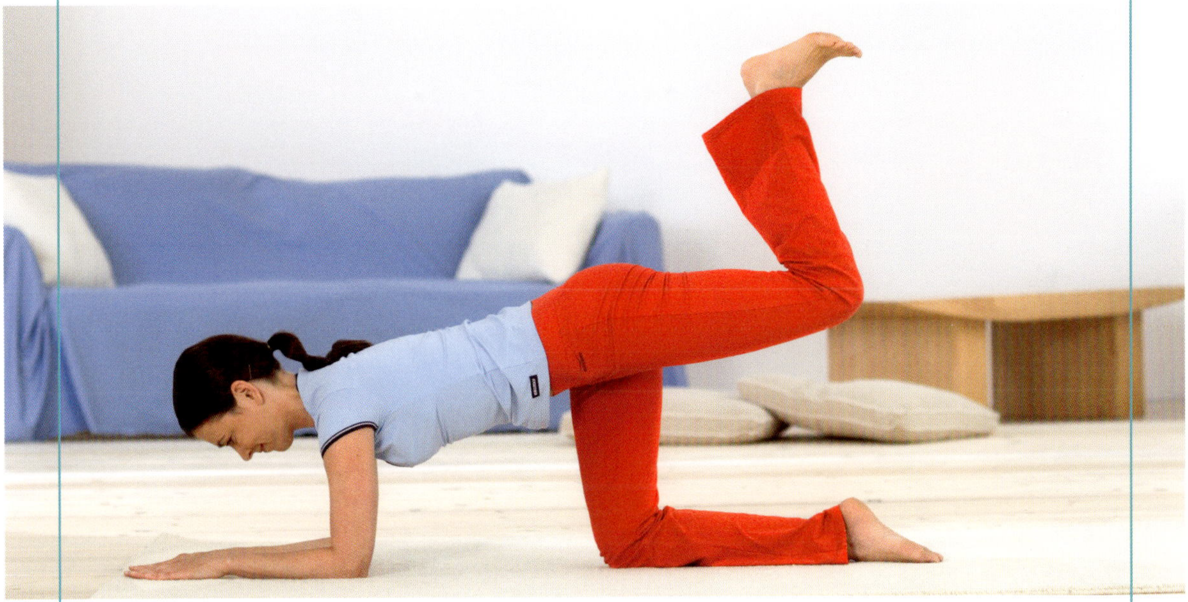

2. STATISCHE PHASE

> Am Ende der letzten Wiederholung bleiben Sie in der Endstellung und halten die Spannung in Rücken, Po und Oberschenkel noch einmal 8 Sekunden. Halten Sie den Atem dabei jedoch keinesfalls an, sondern atmen Sie tief und bewusst weiter.

3. RELAX-PHASE

> Kehren Sie abschließend in den Vierfüßerstand zurück. Lösen Sie die Haltung und legen Sie sich kurz auf den Rücken, um zu entspannen.
> Wiederholen Sie die Übung mit dem rechten Bein.

Check Points – bitte beachten

>> *Halten Sie während der ganzen Übung den Rücken gerade. Der Blick ist stets nach unten gerichtet.*
>> *Führen Sie die Übung kontrolliert durch. Vermeiden Sie es, das Bein mit Schwung zu heben. Führen Sie die Auf- und Abwärtsbewegung nur mit der Kraft der Po- und Oberschenkelmuskulatur durch.*
>> *Verzichten Sie bei Knieproblemen auf diese Übung!*

Po 4: HALF BRIDGE (mit Ballon)

AUSGANGSSTELLUNG

> Die Übung beginnt in der Rückenlage. Ihre Beine sind leicht geöffnet, die Knie angewinkelt und die Füße aufgestellt. Ihre Arme liegen an Ihrer Seite, Handflächen nach unten.

> Halten Sie den Ballon zwischen den Knien. Spannen Sie die Bauch- und Pomuskulatur leicht an und ziehen Sie das Kinn etwas an. Heben Sie Ihr Becken so weit an, bis Oberschenkel und Oberkörper auf einer Linie sind, die schräg von den Knien zu den Schultern verläuft.

1. DYNAMISCHE PHASE

> Um in die Endstellung zu kommen, atmen Sie aus und spannen dabei Po- und Bauchmuskeln kräftig an. Strecken Sie das linke Bein. Auch der linke Unterschenkel befindet sich auf der zuvor beschriebenen Linie.

> Einatmend lassen Sie das Becken sinken, bis der Po sich knapp über dem Boden befindet, ohne ihn jedoch zu berühren.

> Halten Sie während der gesamten Übung den Druck der Oberschenkel auf den Ballon aufrecht.

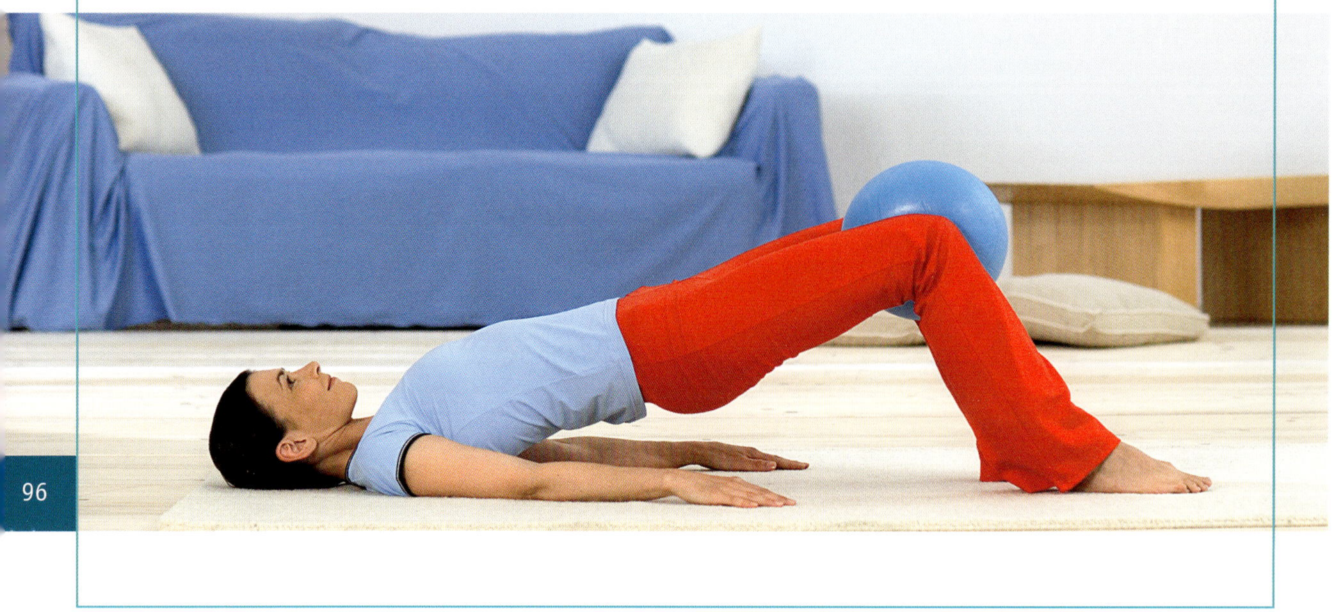

2. STATISCHE PHASE

> Am Ende der Übung bleiben Sie in der Endstellung und halten die Spannung in Bauch, Po und Rücken noch einmal 8 Sekunden. Halten Sie den Atem während dieser statischen Phase nicht an, sondern lassen Sie ihn frei strömen.

3. RELAX-PHASE

> Lassen Sie abschließend den Po langsam wieder auf den Boden sinken und lösen Sie die Spannung.

> Entspannen Sie sich kurz, bevor Sie die Übung mit dem anderen Bein wiederholen.

Check Points – bitte beachten

>> *Ihre Hände sollen die Position nur stabilisieren, jedoch nicht aktiv gegen den Boden drücken. Das Heben des Beckens erfolgt vor allem durch die Pomuskeln.*

>> *Führen Sie die Übung langsam und kontrolliert aus und vermeiden Sie ruckartige Bewegungen.*

>> *Denken Sie daran, dass ein Luftballon auch platzen kann. Verwenden Sie ggf. Ohrenstöpsel.*

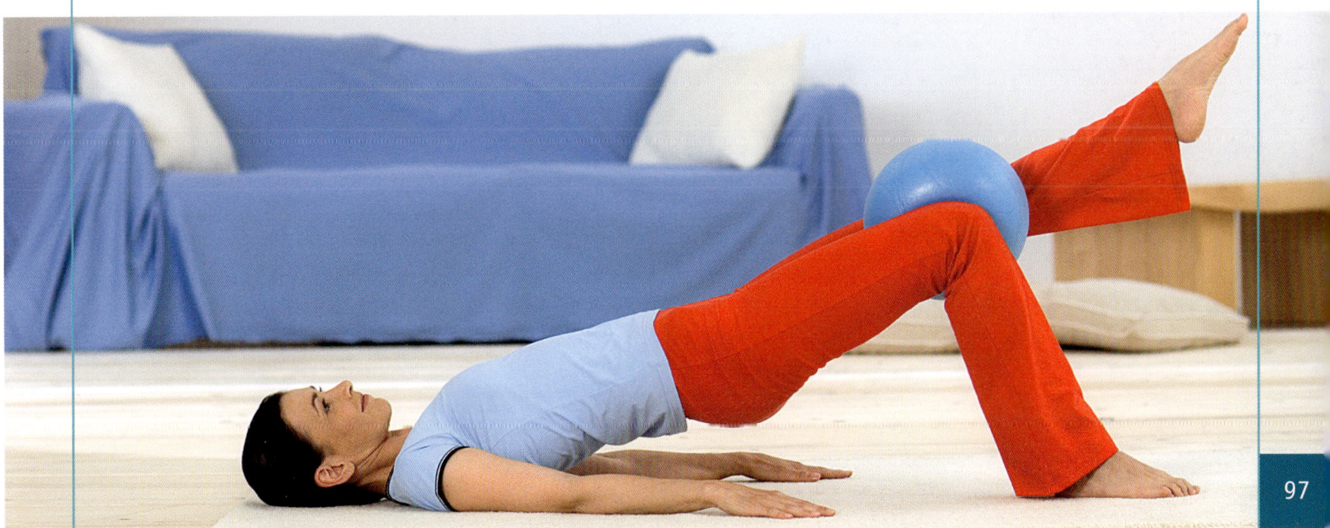

Schnellprogramm für Anfänger

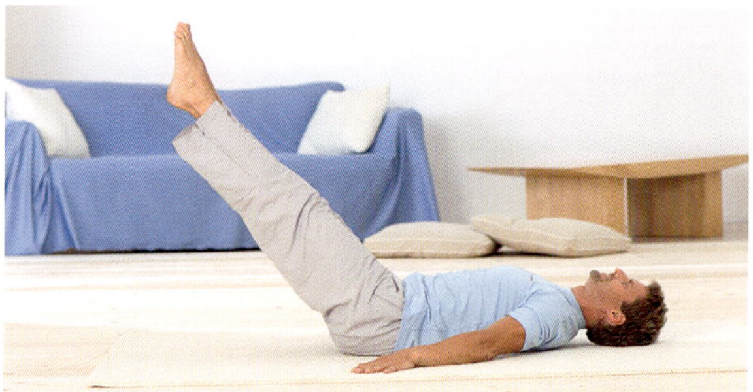

Bauch: **Reverse Lift** (S. 46/47)

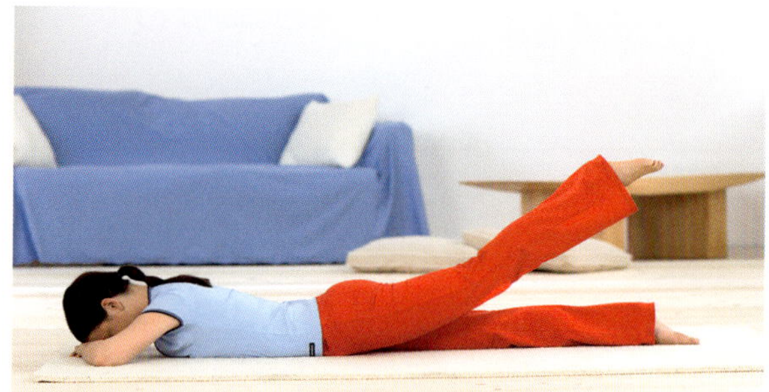

Po: **Scorpion Variation II** (S. 90/91)

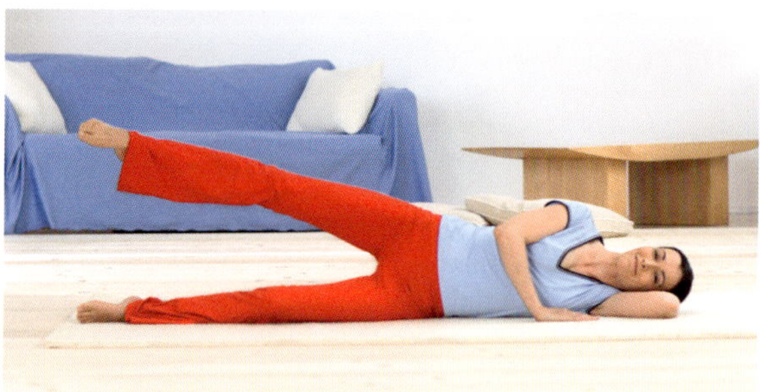

Beine: **Side Lift** (S. 38/39)

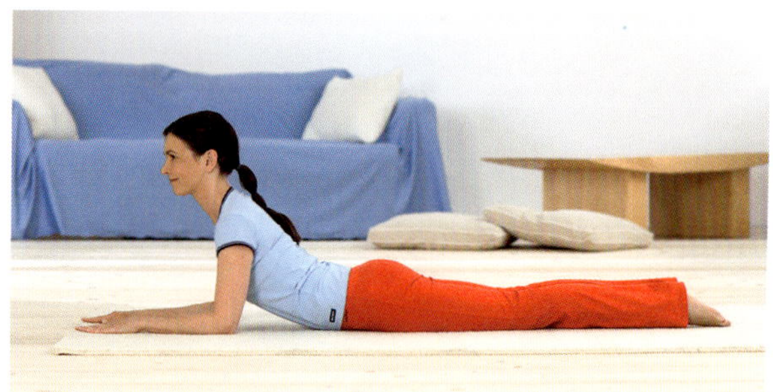

Brust: **Snake Position** (S. 62/63)

Rücken:
Reverse Back-Press
(S. 84/85)

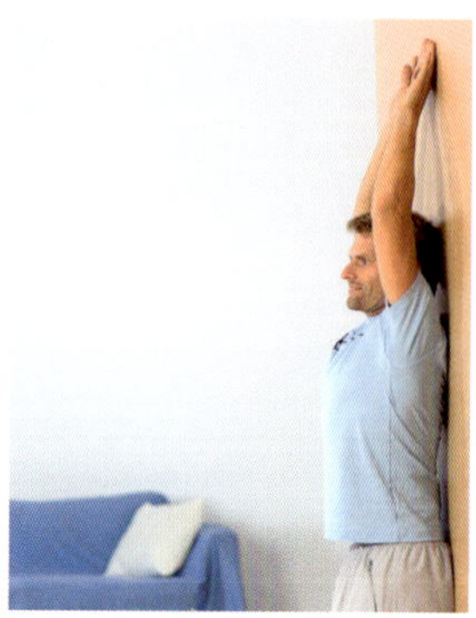

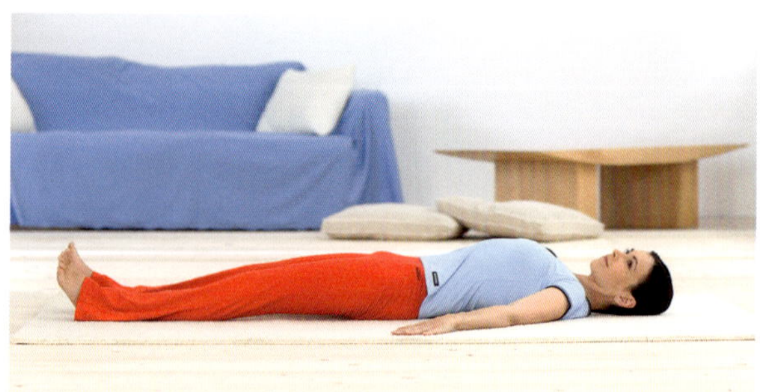

Schultern: **Flat Bridge** (S. 64/65)

Schnellprogramm für Fortgeschrittene

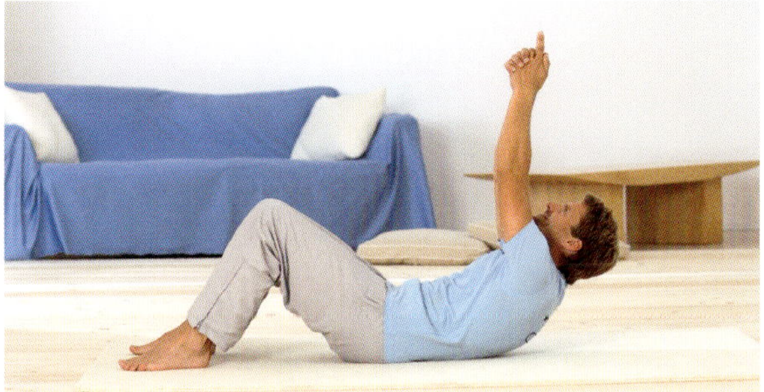

Bauch: **Sit-Up Variation** (S. 48/49)

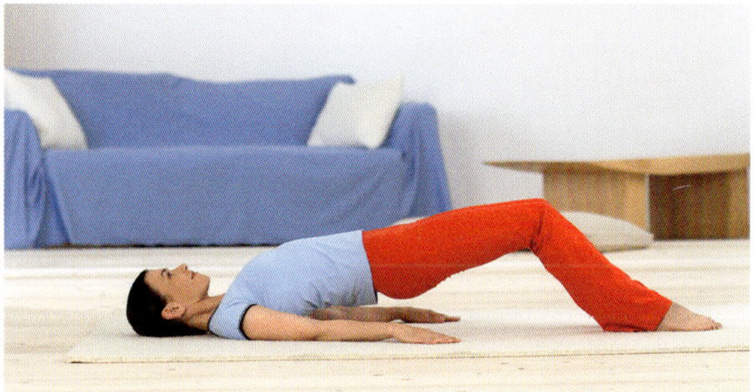

Po: **Half Bridge** (S. 92/93)

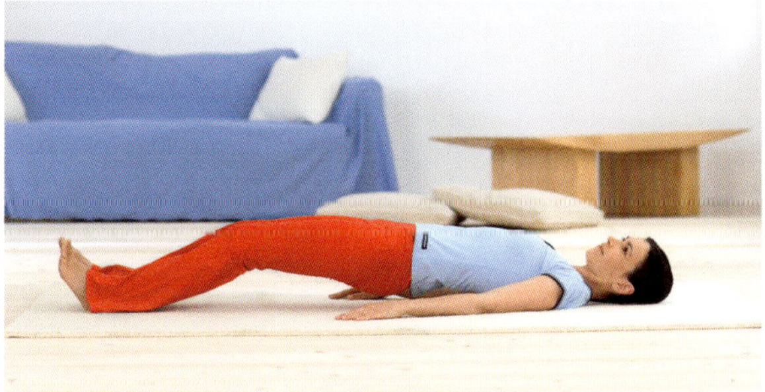

Beine: **Pelvis Lift** (S. 42/43)

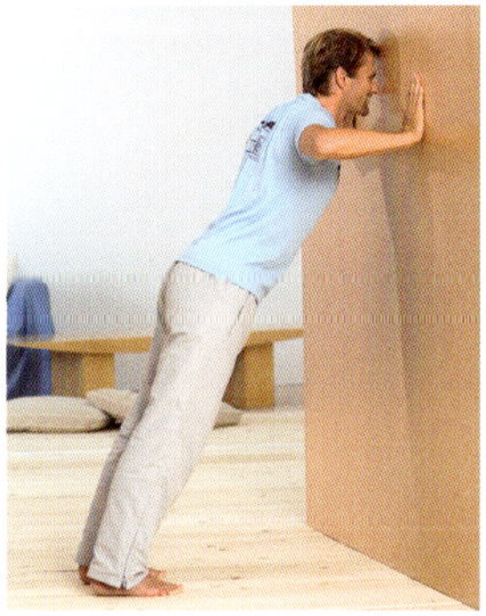

Brust:
Standing Push-up
(S. 58/59)

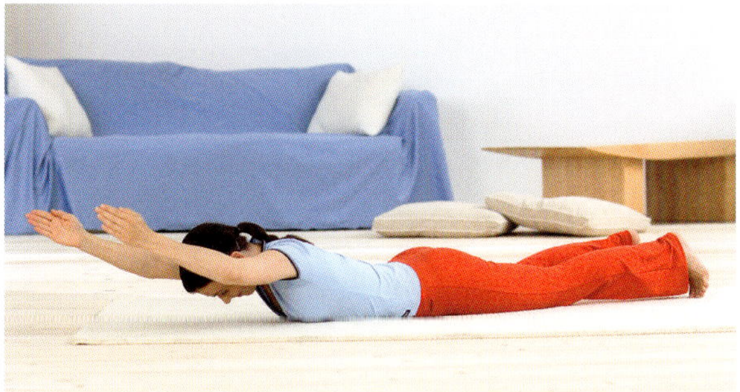

Rücken: **Flying Fish I** (S. 80/81)

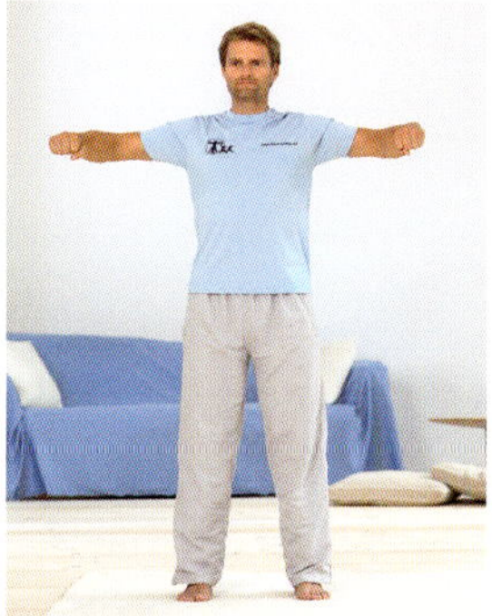

Schultern:
Shoulder Lift
(S. 66/67)

Basic-Programm für Anfänger

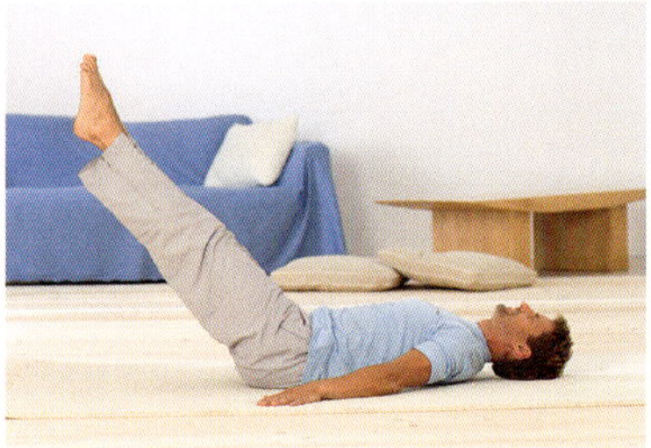

Bauch: **Reverse Lift** (S. 46/47)

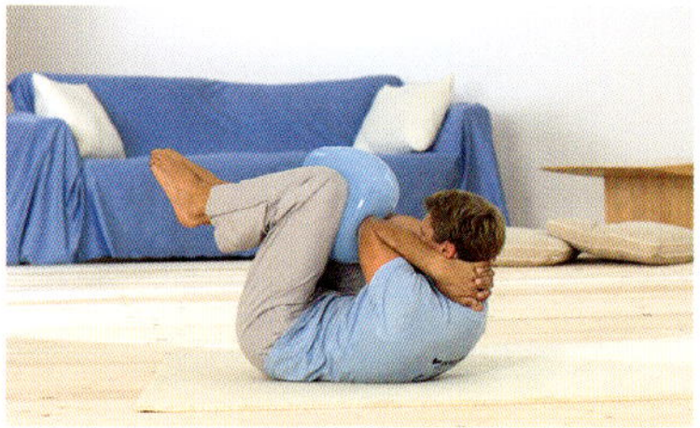

Bauch: **Extreme Crunch mit Ballon** (S. 52/53)

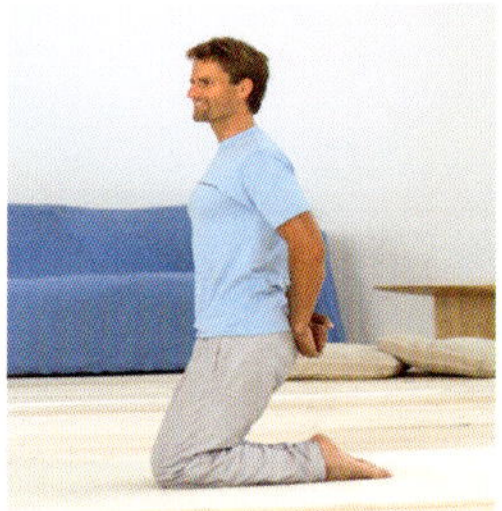

Beine: **Leg Lift** (S. 40/41)

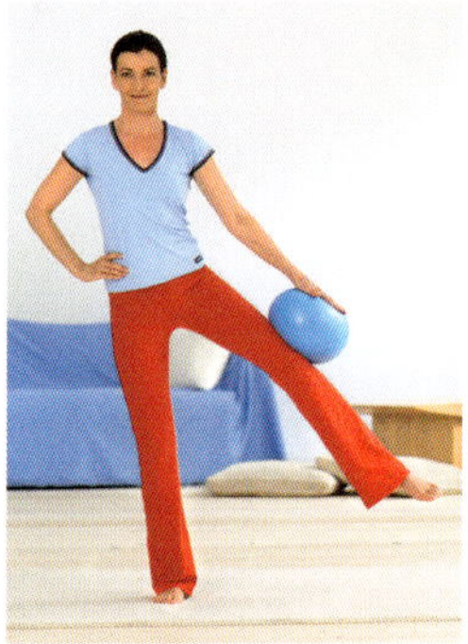

Beine: **Standing Side Lift mit Ballon** (S. 44/45)

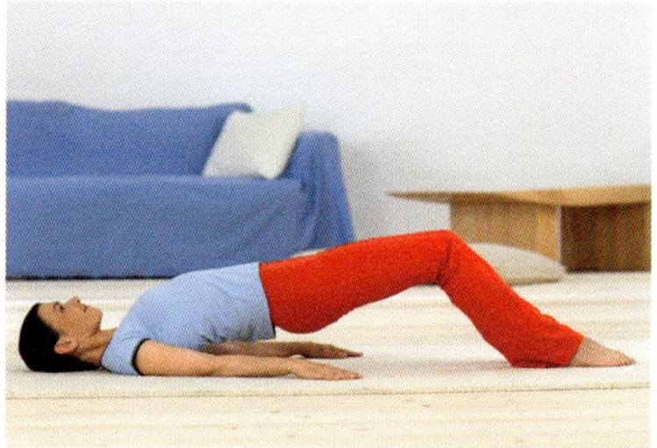

Po: **Half Bridge** (S. 92/93)

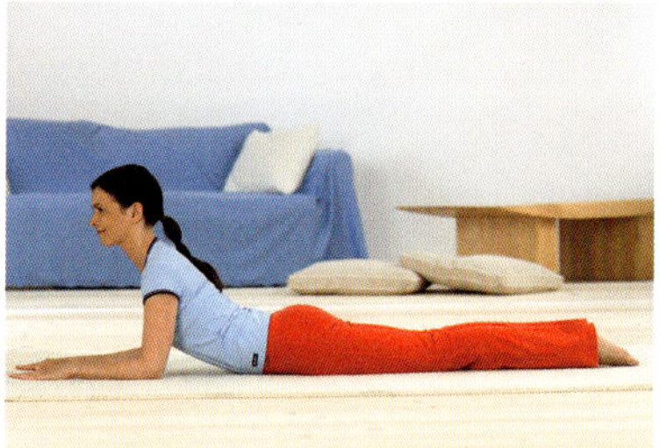

Brust: **Snake Position** (S. 62/63)

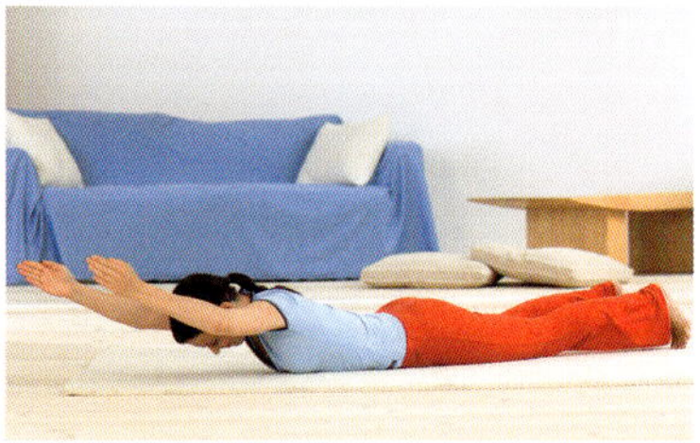

Rücken: **Flying Fish I** (S. 80/81)

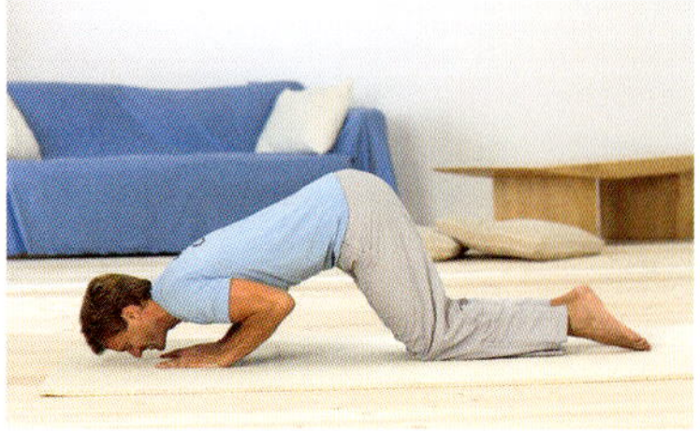

Arme: **Trizeps Push-Up** (S. 72/73)

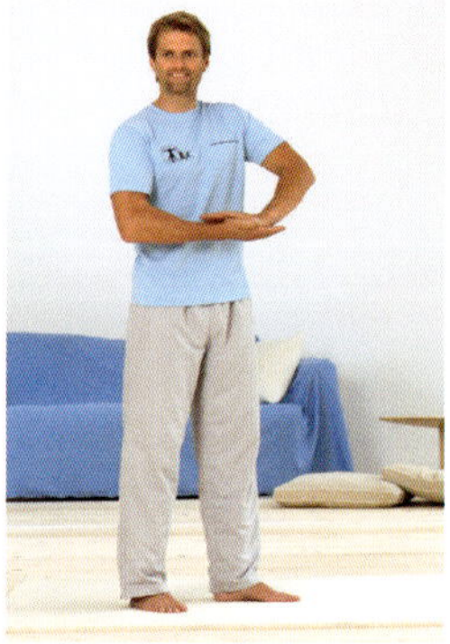

Arme: **Bizeps Curl** (S. 70/71)

Basic-Programm für Fortgeschrittene

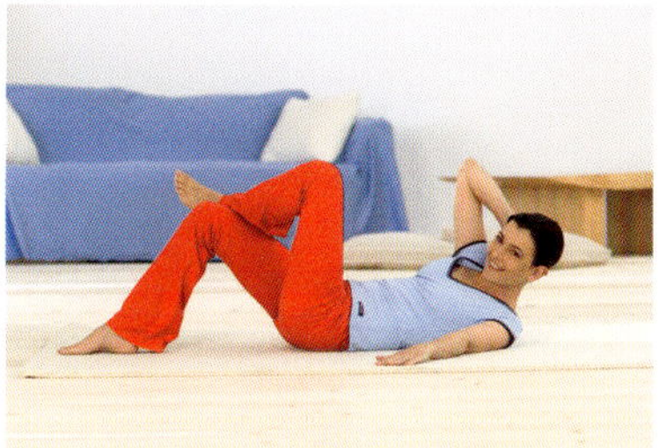

Bauch: **Tummy Twist** (S. 50/51)

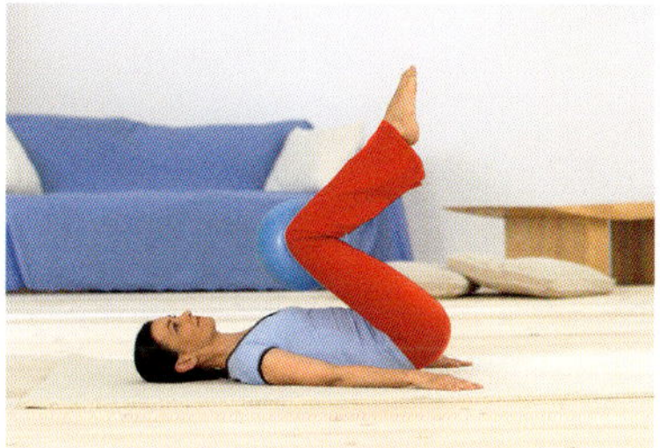

Bauch: **Hip Lift mit Ballon** (S. 54/55)

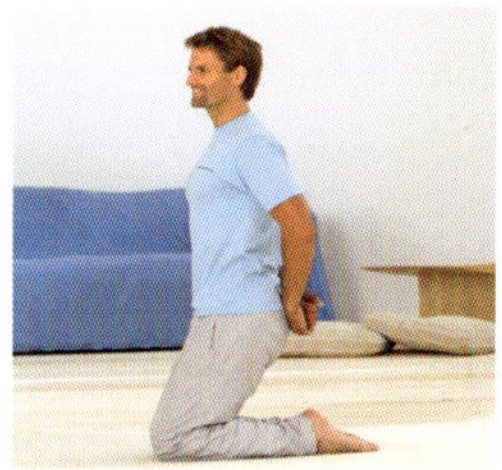

Beine: **Leg Lift** (S. 40/41)

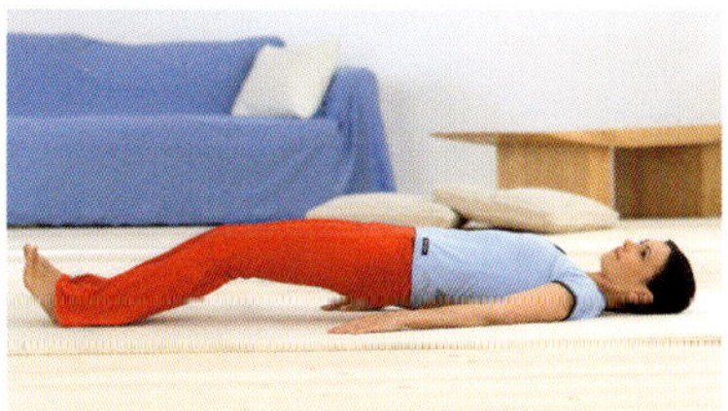

Beine: **Pelvis Lift** (S. 42/43)

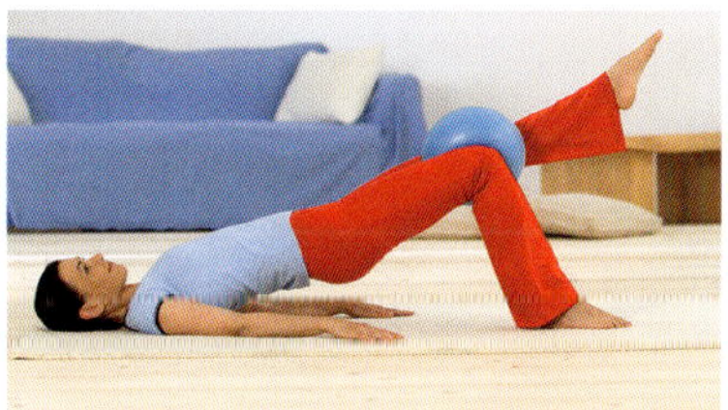

Po: **Half Bridge mit Ballon** (S. 96/97)

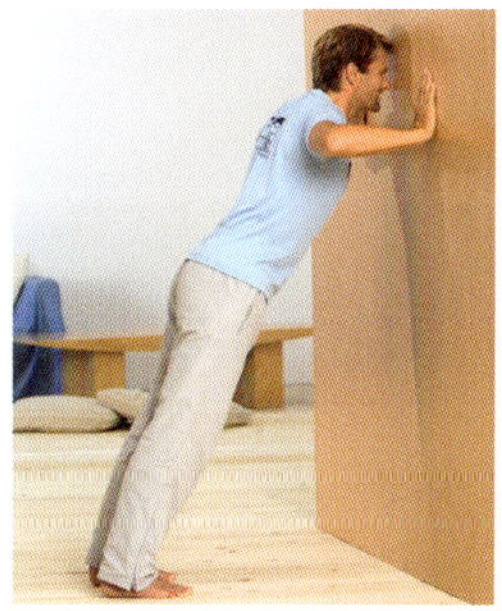

Brust: **Standing Push-up** (S. 58/59)

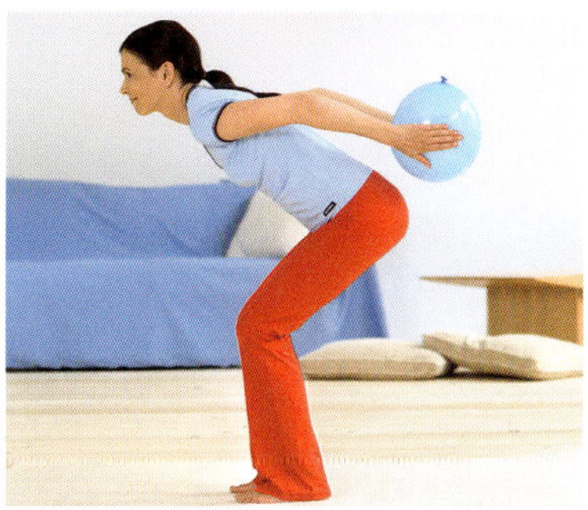

Rücken: **Duck Lift mit Ballon** (S. 86/87)

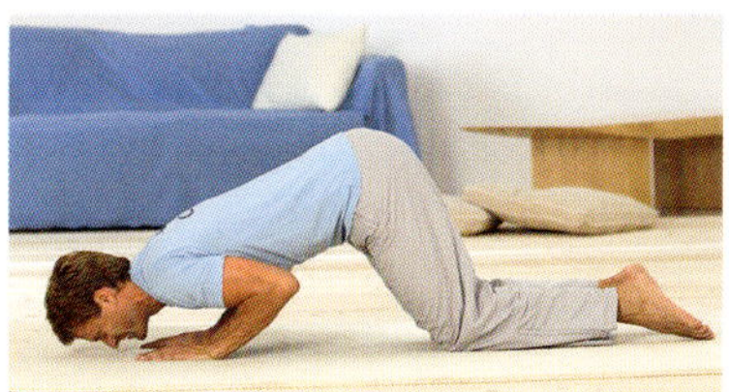

Arme: **Trizeps Push-Up** (S. 72/73)

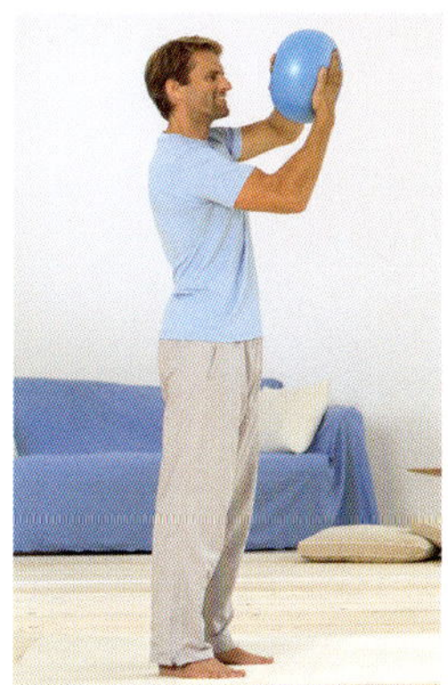

Arme: **Arm Pression mit Ballon** (S. 76/77)

Für sie: Bauch-Beine-Po-Programm

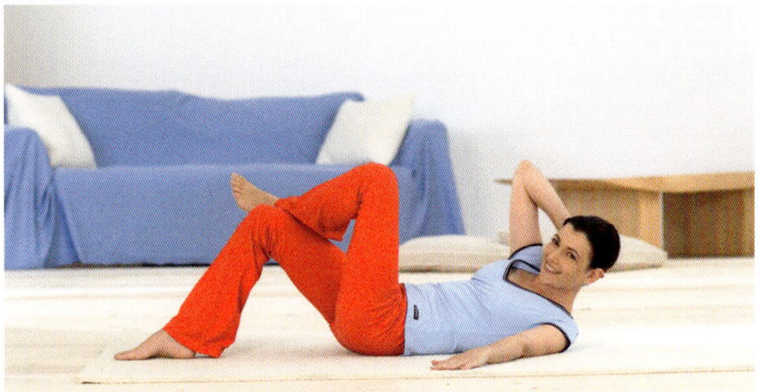

Bauch: **Tummy Twist** (S. 50/51)

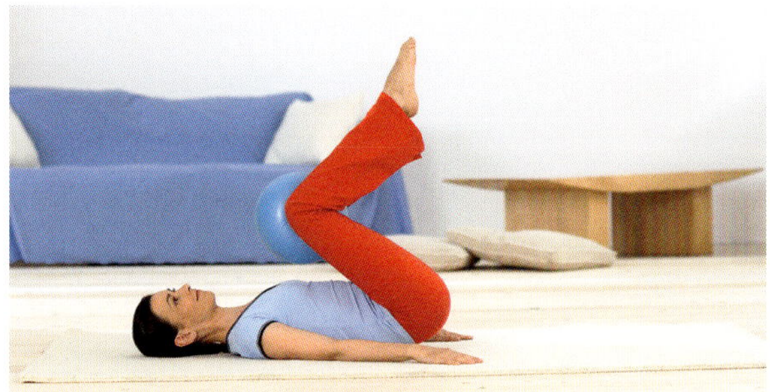

Bauch: **Hip Lift mit Ballon** (S. 54/55)

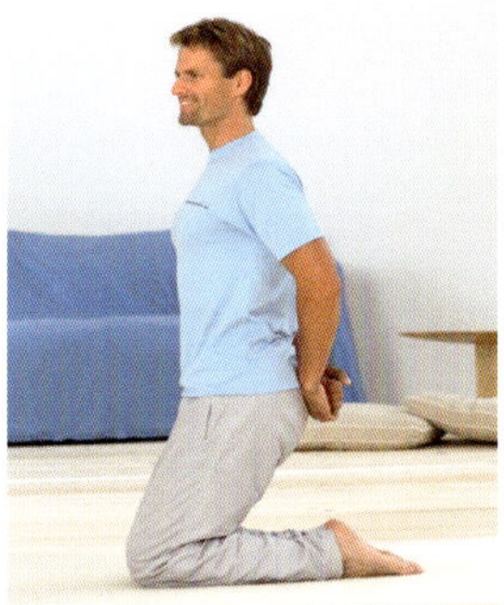

Beine: **Leg Lift** (S. 40/41)

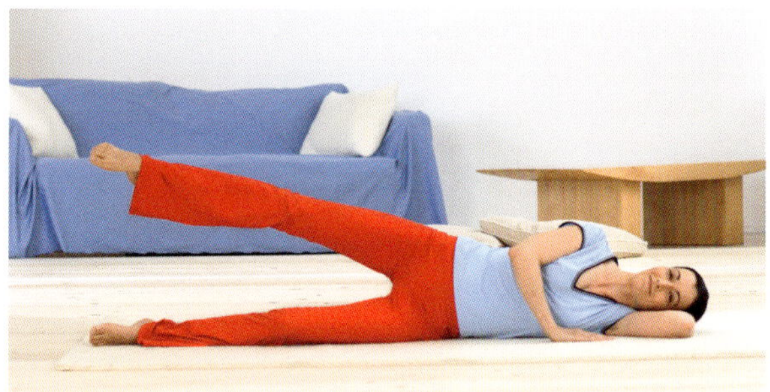

Beine: **Side Lift** (S. 38/39)

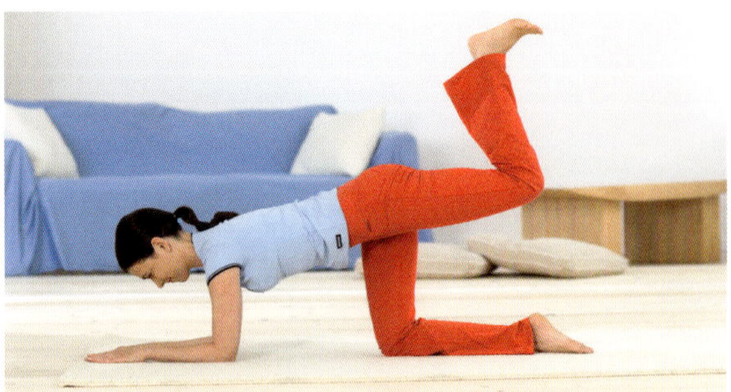

Po: **Kick it!** (S. 94/95)

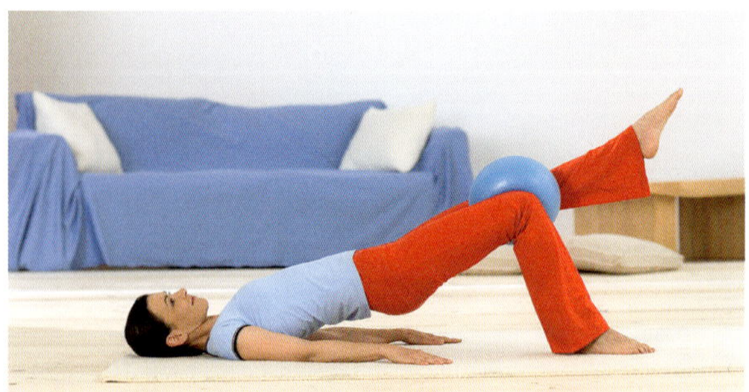

Po: **Ballon Half Bridge** (S. 96/97)

Für ihn: ein kräftiger Oberkörper

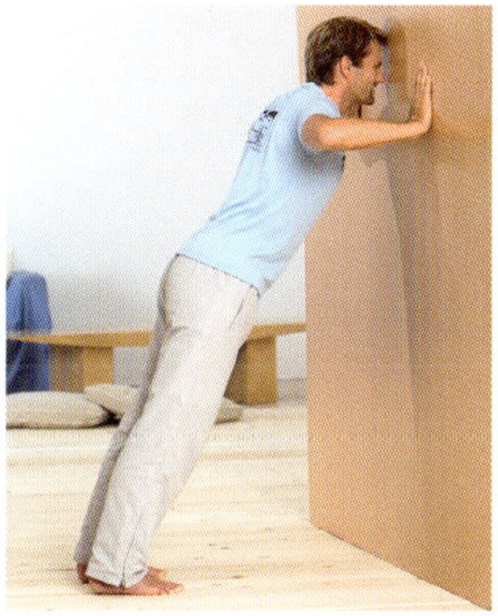

Brust: **Standing Push Up** (S. 58/59)

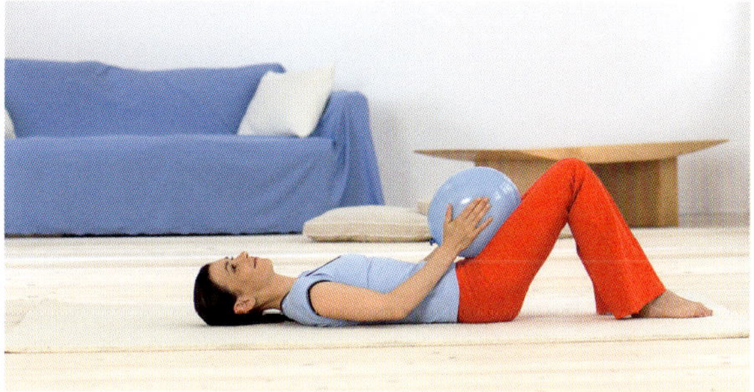

Brust: **Arm Lift mit Ballon** (S. 60/61)

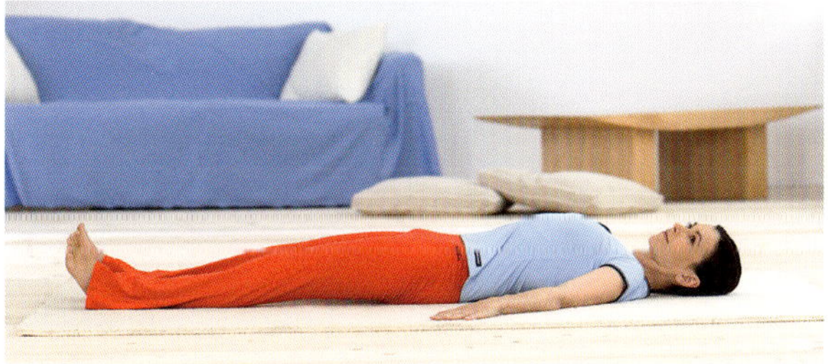

Schultern: **Flat Bridge** (S. 64/65)

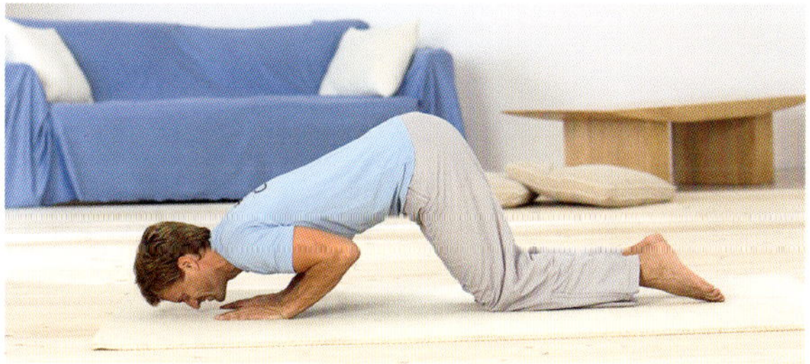

Arme: **Trizeps Push-Up** (S. 72/73)

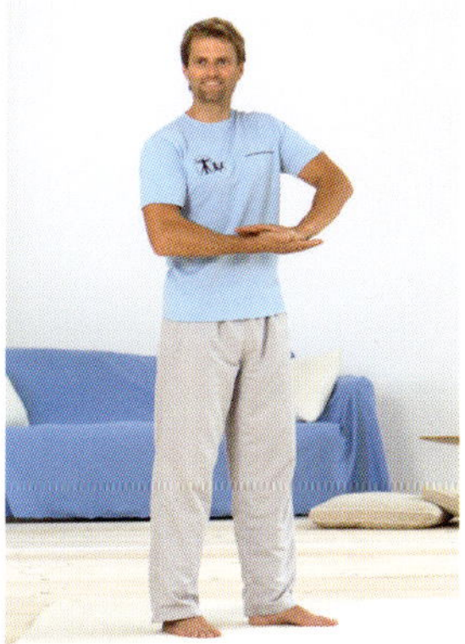

Arme: **Bizeps Curl** (S. 70/71)

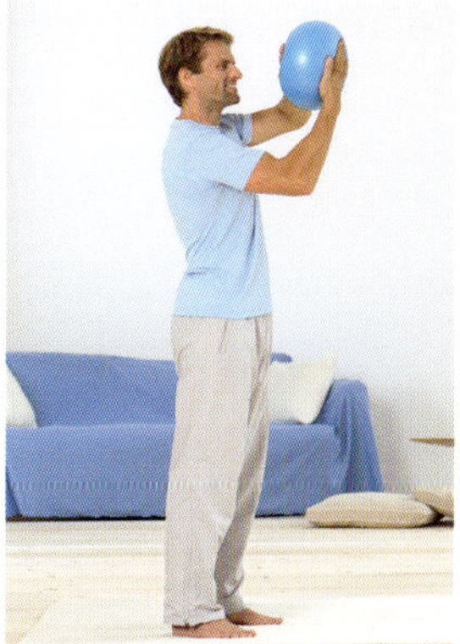

Arme: **Arm Pression mit Ballon** (S. 76/77)

Rückenprogramm

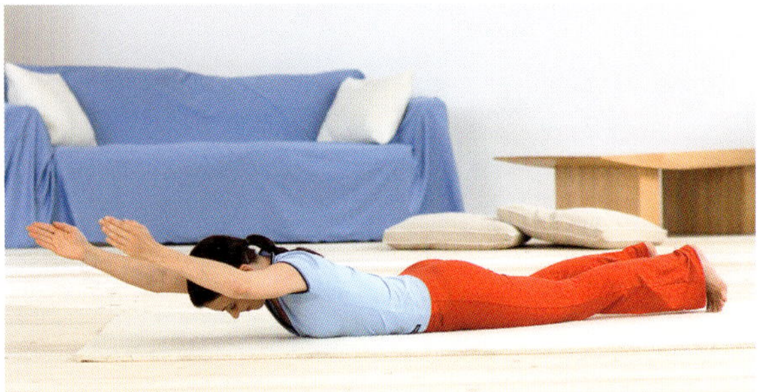

Rücken: **Flying Fish I** (S. 80/81)

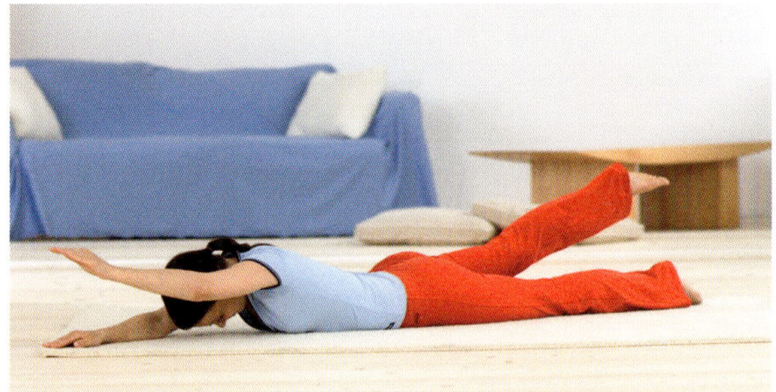

Rücken: **Scorpion Variation I** (S. 82/83)

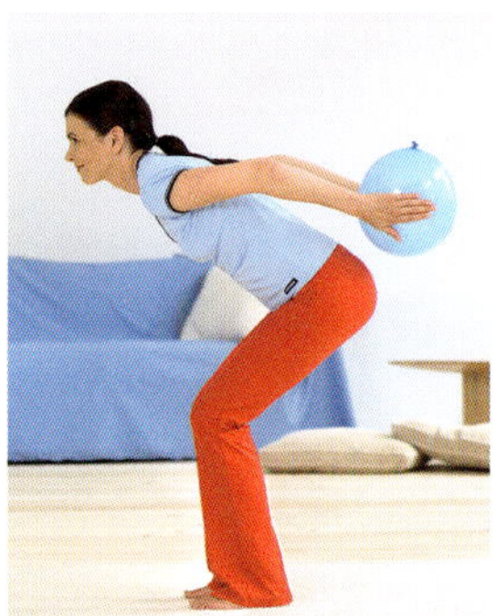

Rücken: **Duck Lift mit Ballon** (S. 86/87)

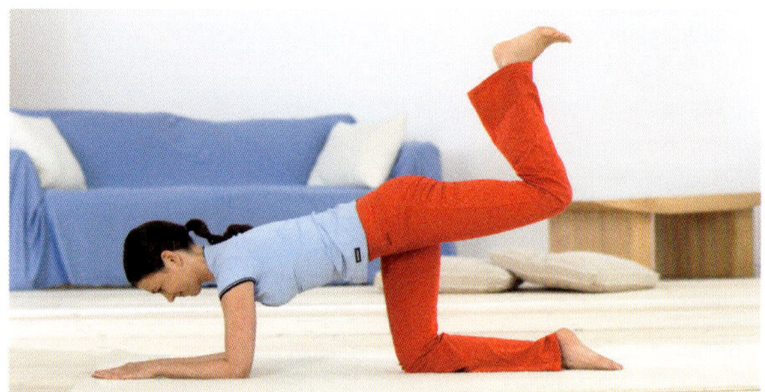

Po: **Kick it!** (S. 94/95)

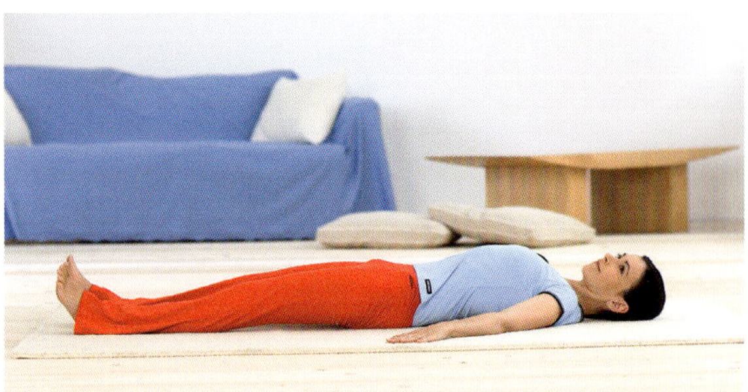

Schultern: **Flat Bridge** (S. 64/65)

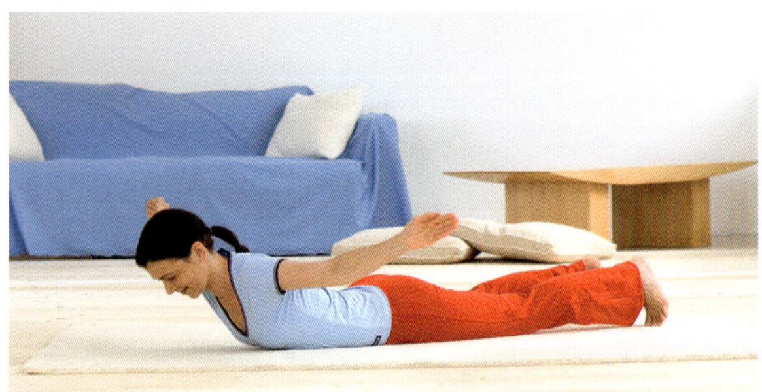

Schultern: **Flying** (S. 68/69)

Minimalprogramm für Couchpotatoes

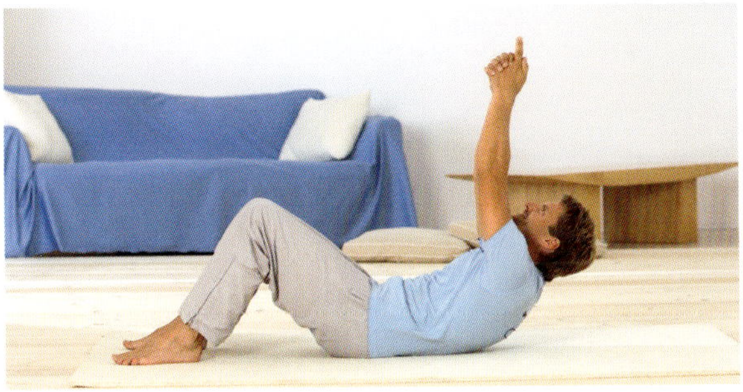

Bauch: **Sit-Up Variation** (S. 48/49)

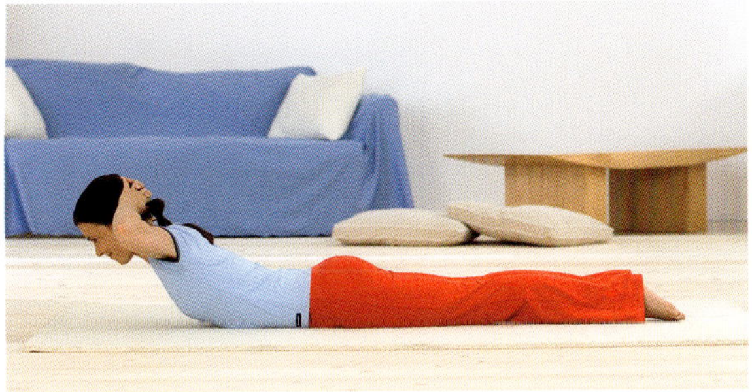

Rücken: **Flying Fish II** (S. 88/89)

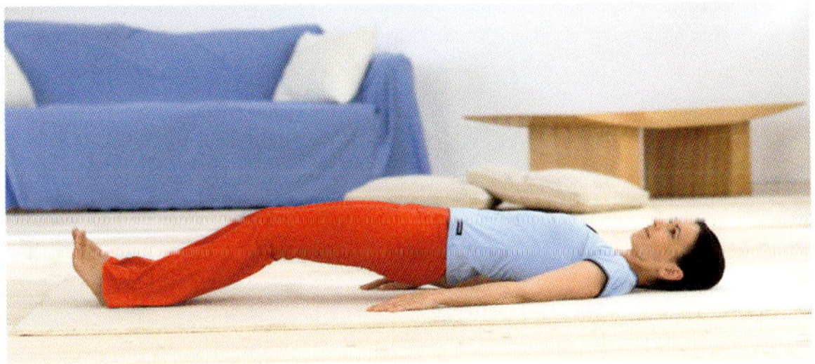

Beine: **Pelvis Lift**
(S. 42/43)

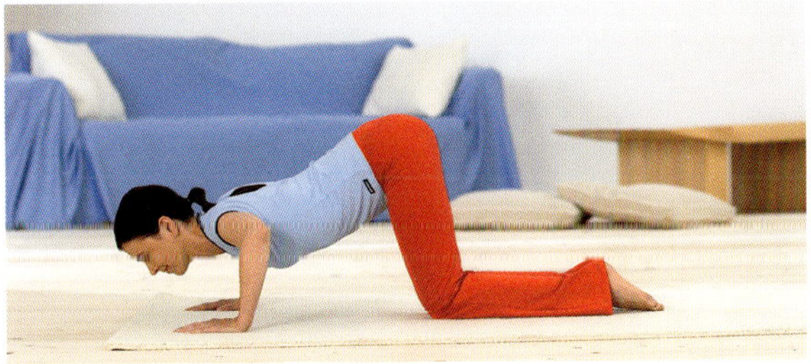

Brust: **Easy Push-Up** (S. 56/57)

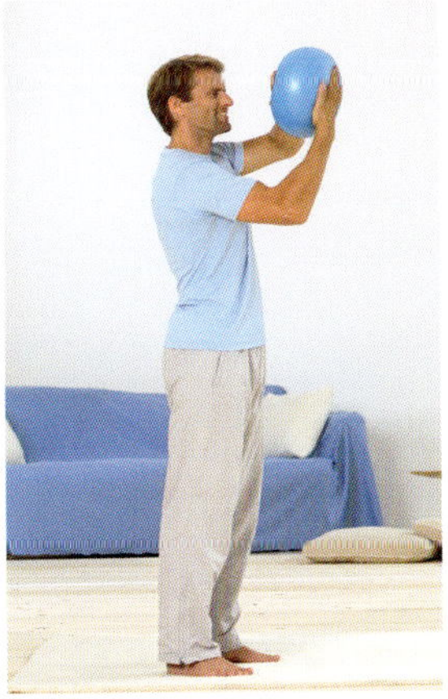

Arme: **Arm Pression mit Ballon** (S. 76/77)

Muskelquickies im Alltag

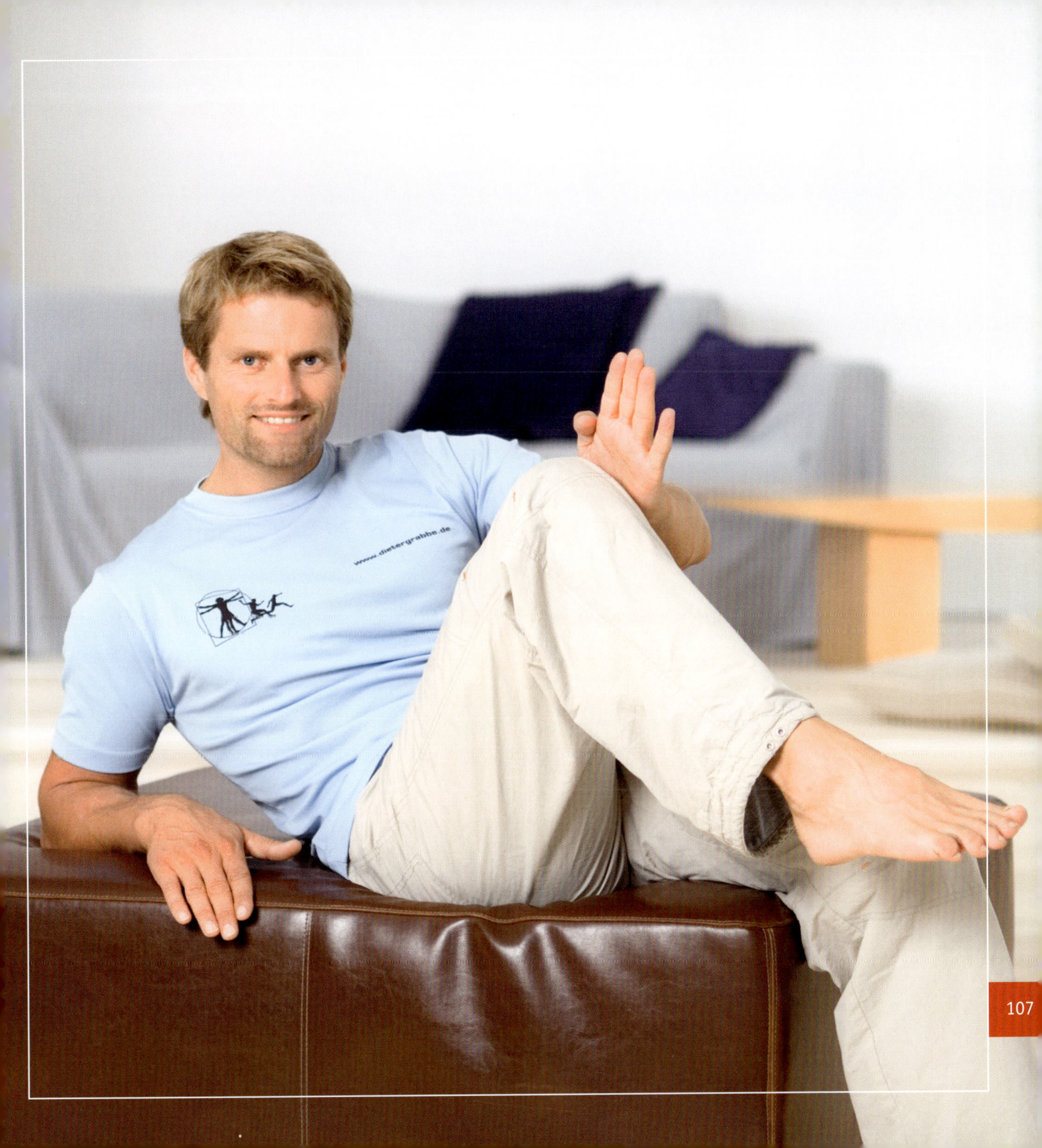
www.dietergrabbe.de

Sitzübung: LEG-LIFTING

AUSGANGSSTELLUNG

> Die folgende Technik eignet sich gut für zwischendurch. Alles was Sie dazu brauchen, ist ein Stuhl oder eine Bank und etwas Platz nach vorne.

> Die Übung strafft die Oberschenkelmuskeln. Sie sitzen auf einem Stuhl, die Hände liegen auf den Oberschenkeln.

> Der Rücken kann angelehnt werden. Wenn Sie frei sitzen, sollten Sie den Rücken jedoch bewusst gerade halten. Der Blick geht nach vorne, die Schultern bleiben unten.

> Spannen Sie die Bauchmuskulatur etwas an, bevor Sie mit der Übung beginnen. Ziehen Sie dazu den Bauchnabel nach innen und oben. Achten Sie ferner darauf, dass der Nacken leicht gedehnt bleibt.

1. DYNAMISCHE PHASE

> Schieben Sie den linken Fuß einige Zentimeter nach vorne und setzen Sie ihn mit der Ferse ab, die Zehen zeigen aufwärts. Ausatmend bringen Sie das Bein in die Streckung. Mit dem Einatmen senken Sie es wieder, ohne die Ferse abzusetzen.

> Führen Sie 4 langsame Bewegungen wie in Zeitlupe durch – je 4 Sekunden heben und 4 Sekunden senken.

> Um die Muskeln maximal anzuspannen, sollten Sie Ihre Vorstellungskraft aktivieren. Stellen Sie sich beim Strecken des Beines vor, dass Sie einen schweren Bleischuh langsam heben und senken müssen.

> Halten Sie das aktive Bein bewusst während des ganzen Übungsablaufs in Spannung.

2. STATISCHE PHASE

> In der Endstellung halten Sie das Bein nochmals 8 Sekunden lang gestreckt. Dabei sollten Sie die Beinmuskeln bewusst kräftig anspannen.

> Senken Sie das Bein abschließend und wiederholen Sie die Übung nach kurzer Pause auch mit dem rechten Bein.

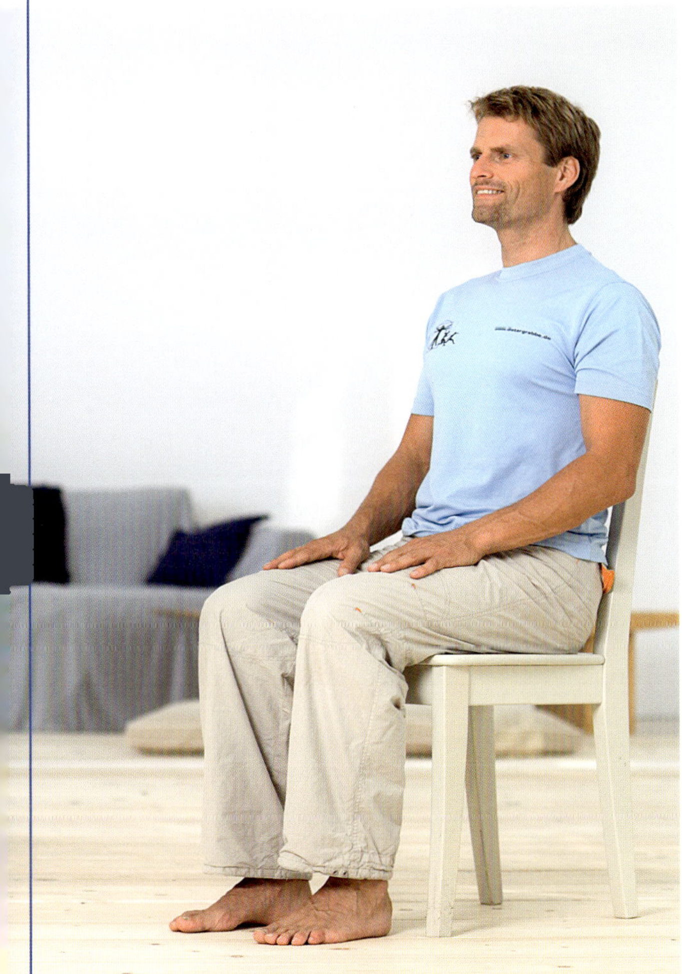

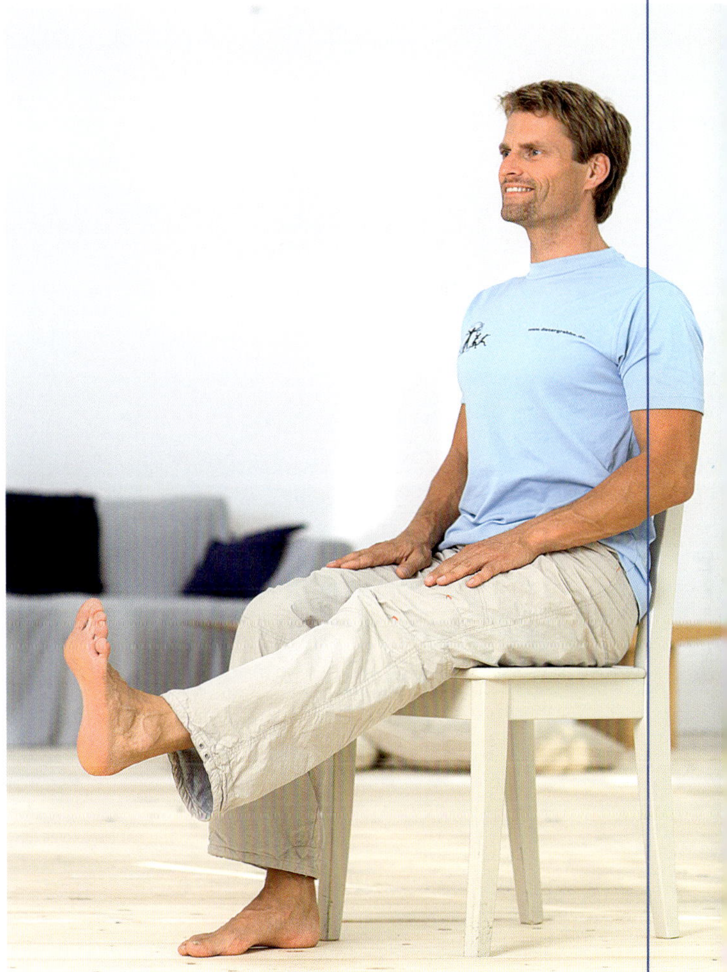

Sitzübung 2: NECK POWER

AUSGANGSSTELLUNG

> Ob auf Reisen, im Büro oder vor dem Fernseher, mit dieser Übung können Sie Nacken und Schultern schnell trainieren. Setzen Sie sich aufrecht auf einen Stuhl oder das Sofa und führen Sie die Hände seitlich an den Kopf.

> Die Ellbogen werden bewusst nach außen geöffnet und die Daumenballen liegen etwas oberhalb der Ohren auf.

1. DYNAMISCHE PHASE

> Ausatmend drücken Sie mit dem Kopf gegen den rechten Handballen, der Kopf bewegt sich dabei minimal nach rechts. Damit die Muskeln gefordert werden, müssen Sie mit der rechten Hand genug Widerstand leisten. Der Kopf bewegt sich nur seitlich, Sie blicken weiterhin nach vorne.

> Einatmend geben Sie mit der rechten Hand etwas nach, der Kopf bewegt sich wieder in die Mitte zurück, die Spannung wird jedoch nicht ganz gelöst.

> Wiederholen Sie die kleine Bewegung langsam 4-mal.

2. STATISCHE PHASE

> Abschließend bleiben Sie noch 8 Sekunden in der Endstellung. Die rechte Hand drückt kräftig nach innen, der Kopf zugleich nach außen. Lösen Sie dann die Arme und entspannen Sie, bevor Sie mit der anderen Seite üben.

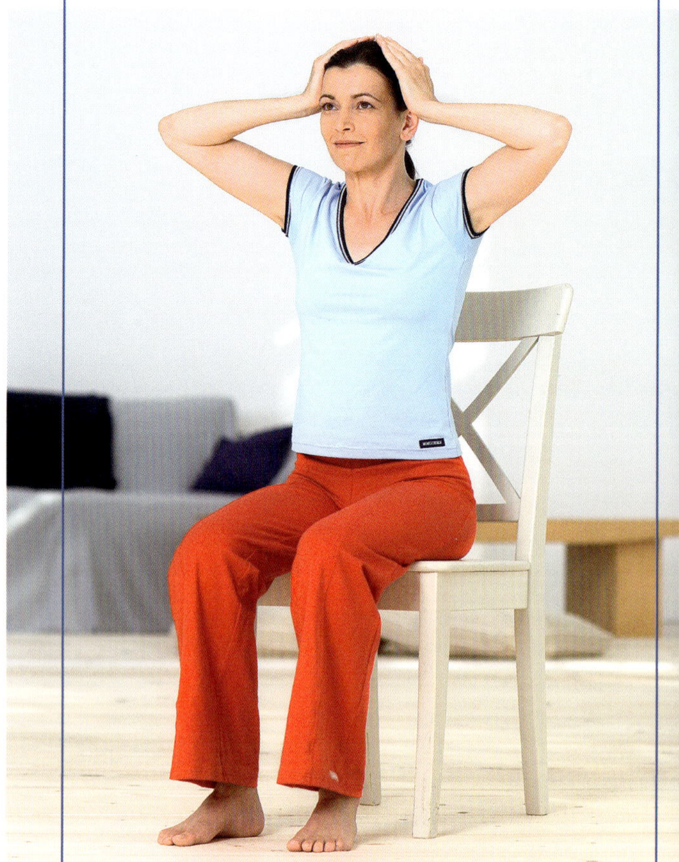

Sitzübung 3: DIAGONAL PUSH

AUSGANGSSTELLUNG

> Die Technik trainiert die Bein- und Armmuskeln. Setzen Sie sich aufrecht auf einen Stuhl. Heben Sie das rechte Knie einige Zentimeter von der Stuhlkante ab. Der linke Fuß bleibt mit der ganzen Sohle in Bodenkontakt.

> Legen Sie die gestreckte Handfläche der linken Hand an die Innenseite des rechten Knies. Die Schultern werden nach unten gedrückt und der Blick geht nach vorne.

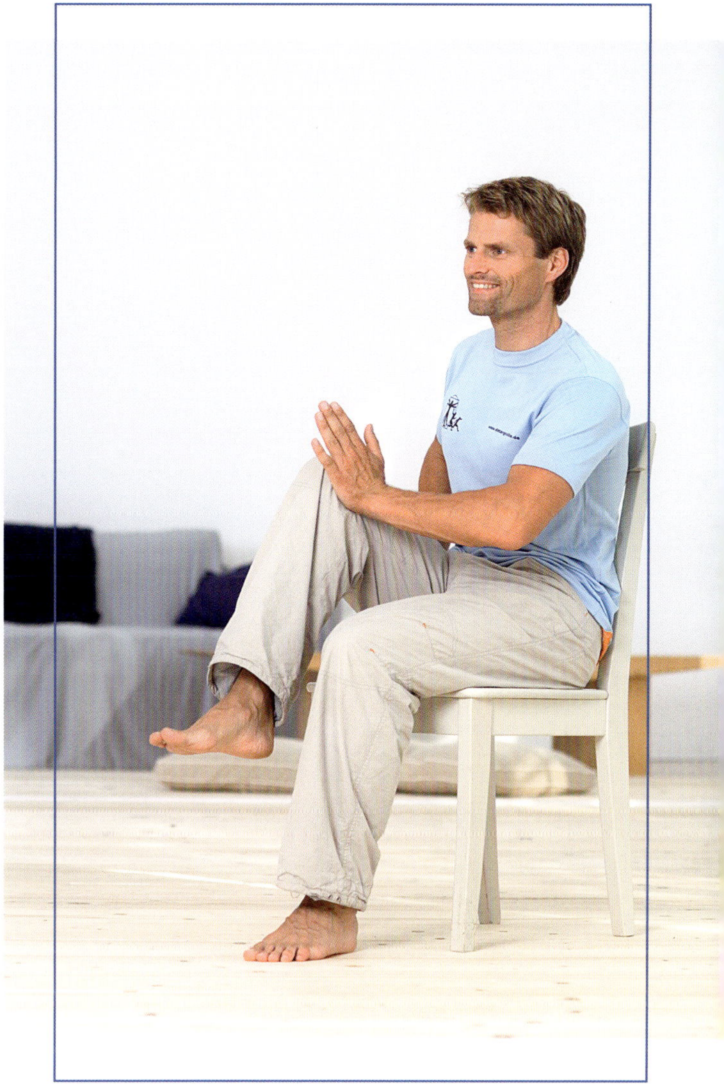

1. DYNAMISCHE PHASE

> Bei dieser Technik geht es darum, Druck und damit Muskelspannung aufzubauen. Die sichtbare Bewegung ist minimal. Ausatmend drücken Sie Ihr Bein mit der linken Hand nach außen. Gleichzeitig üben Sie mit dem Bein Druck nach innen aus (das Bein übt also kräftigen Widerstand gegen die drückende Hand aus.)

> Einatmend lösen Sie den Druck in Arm und Bein wieder etwas, ohne die Spannung jedoch ganz loszulassen.

> Wiederholen Sie das 4-mal langsam: Bauen Sie 4 Sekunden lang Druck zwischen der linken Hand und dem rechten Knie auf, dann 4 Sekunden lang wieder lösen.

2. STATISCHE PHASE

> Abschließend bleiben Sie 8 Sekunden lang in der Endstellung. Die linke Hand und das rechte Bein drücken gleichzeitig nach innen, den Atem dabei nicht anhalten!

> Lösen Sie dann die Haltung, um zu entspannen.

Sitzübung 4: CHAIR SQUAD

AUSGANGSSTELLUNG

> Diese Übung trainiert Bauch, Beine und Po sehr intensiv. Setzen Sie sich aufrecht auf die vordere Stuhlkante.

> Die Hände ruhen auf den Oberschenkeln, die Füße sind hüftbreit auseinander und berühren den Boden mit der ganzen Sohle. Der Blick geht nach vorne und die Schultern bleiben unten.

1. DYNAMISCHE PHASE

> Um in die Endstellung zu kommen, atmen Sie tief aus. Gleichzeitig spannen Sie die Bauch- und Beinmuskeln an, verlagern das Gewicht nach vorne auf die Füße und kommen langsam zum Stehen, wobei die Knie leicht gebeugt bleiben. Achten Sie darauf, dass der Rücken beim Heben des Körpers immer gestreckt ist.

> Einatmend senken Sie den Po wieder, bis er die Stuhlkante leicht berührt, ohne Ihr Gewicht an den Stuhl abzugeben. Halten Sie die Spannung in den Oberschenkeln aufrecht.

> Führen Sie 4 langsame Bewegungen durch – den Körper 4 Sekunden heben und 4 Sekunden absenken.

2. STATISCHE PHASE

> Führen Sie abschließend noch eine »halbe Wiederholung« durch: Dazu heben Sie den Po nur rund 10 Zentimeter vom Stuhl ab. Halten Sie die Spannung 8 Sekunden lang und atmen Sie tief weiter.

> Setzen Sie sich abschließend hin, schütteln Sie die Beine aus und entspannen Sie sich einige Atemzüge lang.

ZUR INFO

Vergessen Sie nicht: Auch einzelne Übungen bringen gute Erfolge, wenn sie regelmäßig durchgeführt werden. Ob im Hotel, zu Hause oder im Büro – Im Alltag gibt es viele (unbeobachtete) Momente, die Sie täglich nutzen können, um etwas für Ihre Figur zu tun und einseitige Körperhaltungen auszugleichen.

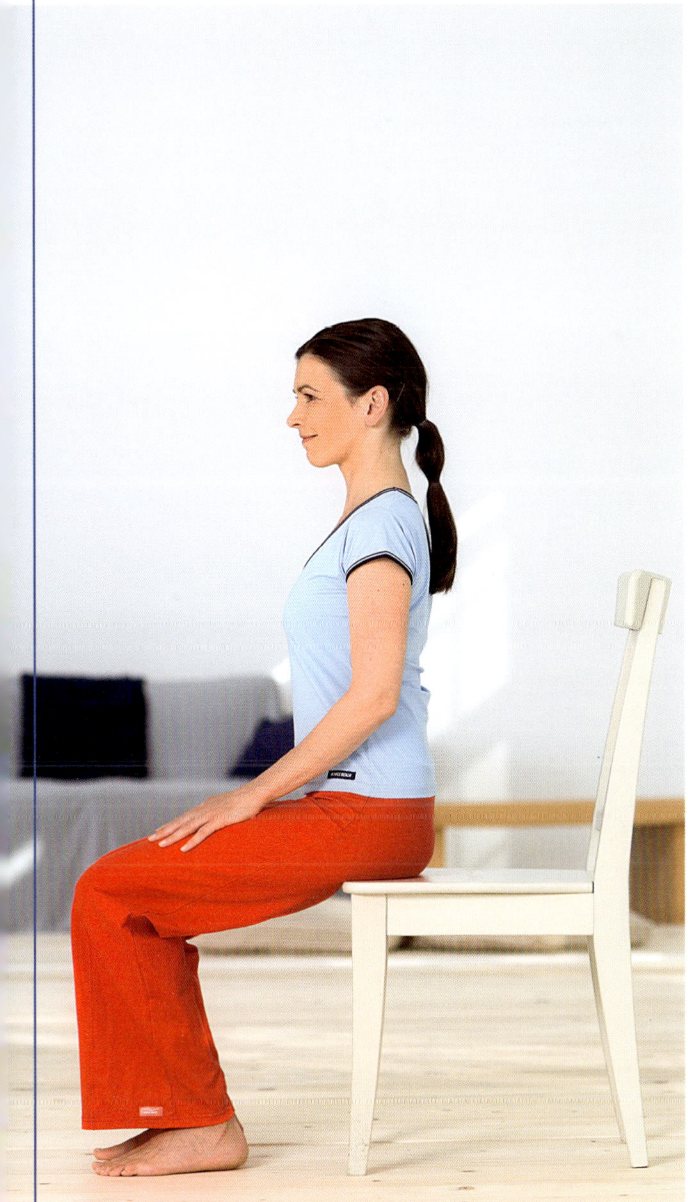

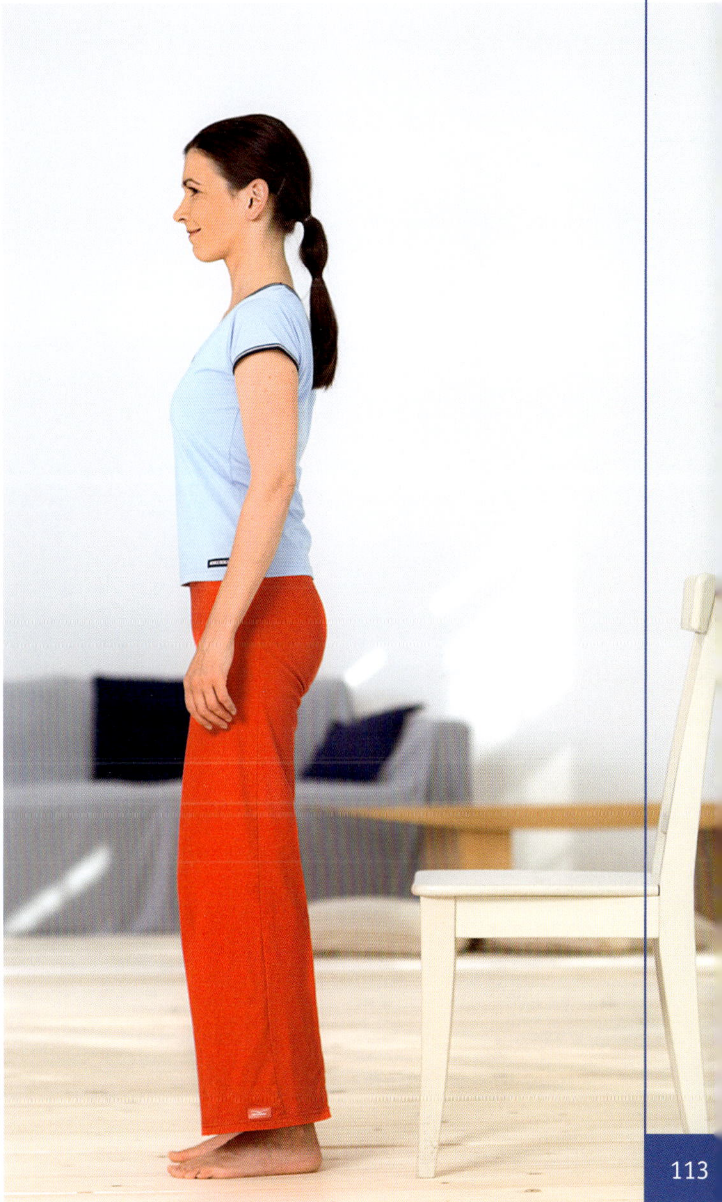

Sitzübung 5: CHAIR DIP

AUSGANGSSTELLUNG

> Mit dieser Übung können Sie Brust, Arme, Beine und Bauch trainieren. Sie sitzen auf einem stabilen, rutschfesten Stuhl, den Sie eventuell an eine Wand schieben. Rutschen Sie dann mit dem Po nach vorne, bis Sie rückwärts zum Stuhl in der Hocke stehen und halten Sie sich mit den Händen an der Kante fest. Die Füße sind hüftbreit auseinander.

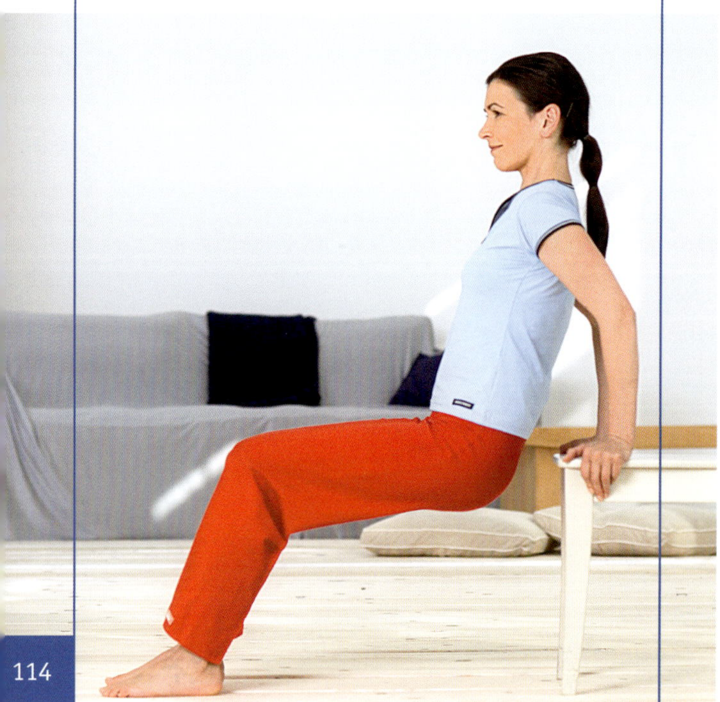

1. DYNAMISCHE PHASE

> Einatmend beugen Sie die Arme, bis Ober- und Unterarme einen 90-Grad-Winkel bilden und der Po unterhalb der Sitzfläche ist. Atmen Sie dann tief aus und drücken Sie die Arme langsam durch, um den Oberkörper zu heben. Strecken Sie die Ellbogen oben jedoch nicht ganz durch.

> Wiederholen Sie diese Bewegung 4-mal sehr langsam nur aus der Kraft der Arme und Brust – 4 Sekunden hochdrücken, 4 Sekunden senken.

2. STATISCHE PHASE

> Abschließend gehen Sie nochmals für 8 Sekunden in die Endstellung. Lassen Sie die Arme dabei etwas angewinkelt, halten Sie die Spannung und atmen Sie tief weiter.

> Lösen Sie dann die Stellung, schütteln Sie die Arme aus und entspannen Sie sich kurz im Stehen.

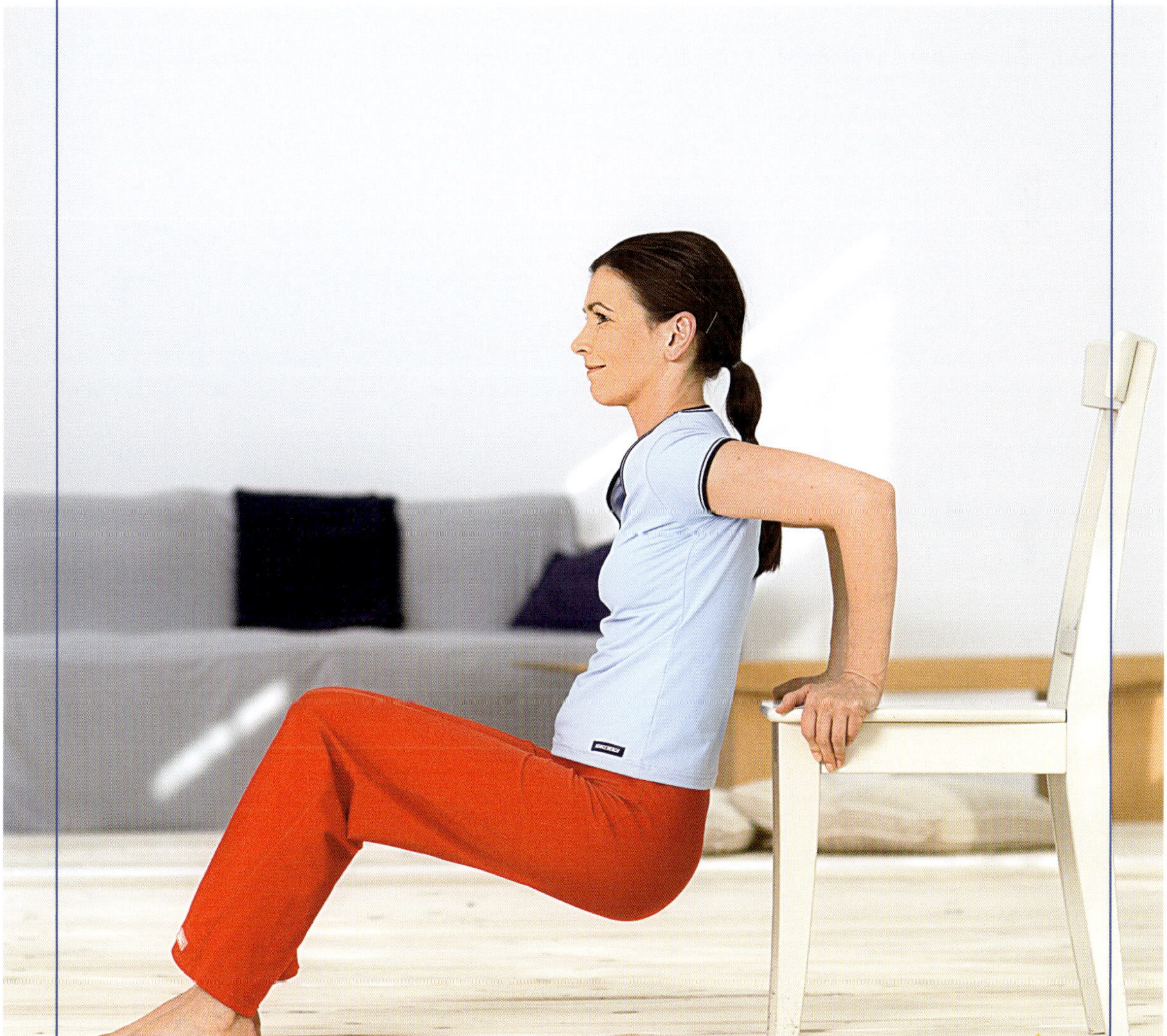

Schreibtischübung 1: ELBOW-PRESS

AUSGANGSSTELLUNG

> Um Arme, Brust, Bauch und Rücken zwischendurch zu trainieren, können Sie auch am Schreibtisch (oder jedem anderen Tisch) üben. Sie sitzen aufrecht auf einem Stuhl und legen beide Unterarme vor sich auf die (stabile) Tischplatte.

> Die Unterarme sind etwa schulterbreit auseinander und die Finger sind gestreckt.

1. DYNAMISCHE PHASE

> Spannen Sie zunächst die Bauchmuskeln an, indem Sie den Nabel nach oben und innen ziehen. Dann tief ausatmen und mit den Unterarmen kräftigen Druck auf die Tischplatte ausüben. Bauen Sie den Druck über 4 Sekunden fließend bis zur Maximalspannung auf.

> Einatmend lösen Sie den Druck wieder langsam, ohne die Spannung am Ende jedoch ganz zu lösen.

> Wiederholen Sie das 4-mal: Drücken Sie die Unterarme abwechselnd 4 Sekunden lang mit zunehmendem Druck auf den Tisch, dann die Spannung 4 Sekunden lang wieder langsam und fließend lösen.

2. STATISCHE PHASE

> Nach der letzten Wiederholung üben Sie nochmals die maximale Spannung mit den Unterarmen aus und halten diese 8 Sekunden lang. Atmen Sie dabei bewusst weiter. Dann die Arme entspannen und ausschütteln.

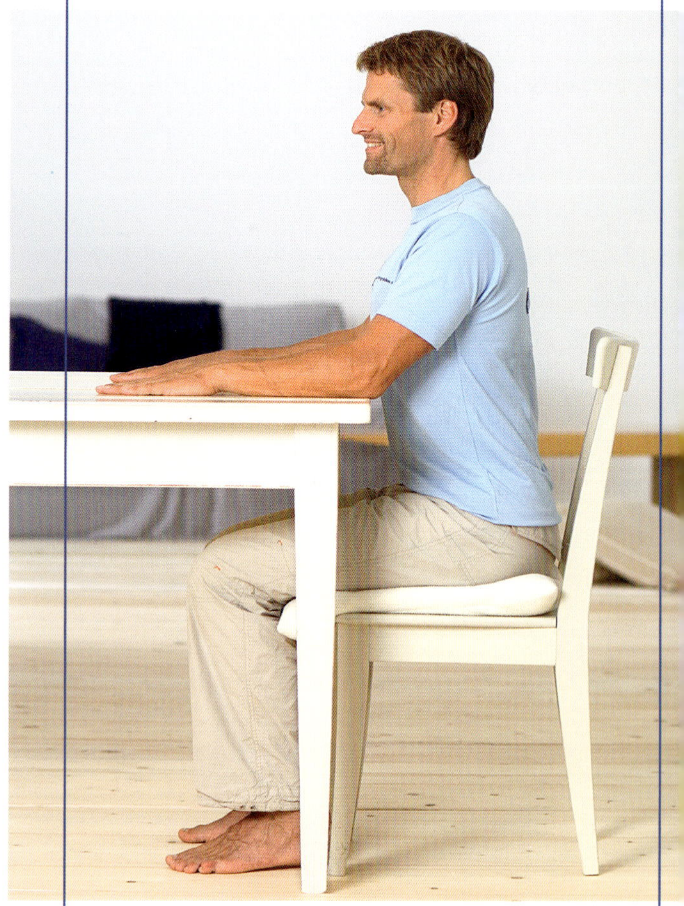

Schreibtischübung 2: BIZEPS-PULL

AUSGANGSSTELLUNG

> Mit der folgenden Übung trainieren Sie Unter- und Oberarme sowie Teile der Rückenmuskulatur. Sie brauchen dazu einen stabilen, schweren Tisch.

> Setzen Sie sich aufrecht auf einen Stuhl und legen Sie beide Unterarme unter die Tischplatte. Die Unterarme sind etwa schulterbreit auseinander und die Hände werden mit den Handflächen nach oben unter die Tischplatte gelegt.

1. DYNAMISCHE PHASE

> Spannen Sie die Bauchmuskeln an, atmen Sie tief aus und üben Sie mit den Händen und Unterarmen Druck gegen die Tischplatte aus. Bauen Sie den Druck über 4 Sekunden fließend bis zur Maximalspannung auf. Stellen Sie sich vor, Sie wollten den Tisch langsam anheben.

> Einatmend lösen Sie den Druck wieder, ohne die Spannung am Ende jedoch ganz zu lösen.

> Wiederholen Sie das 4-mal: Drücken Sie die Handflächen und Unterarme 4 Sekunden lang mit zunehmendem Druck aufwärts, dann die Spannung wieder lösen.

> Arbeiten Sie auch hier mit Ihrer Vorstellungskraft. Die Übung ist hauptsächlich isometrisch – es findet also kaum Bewegung statt.

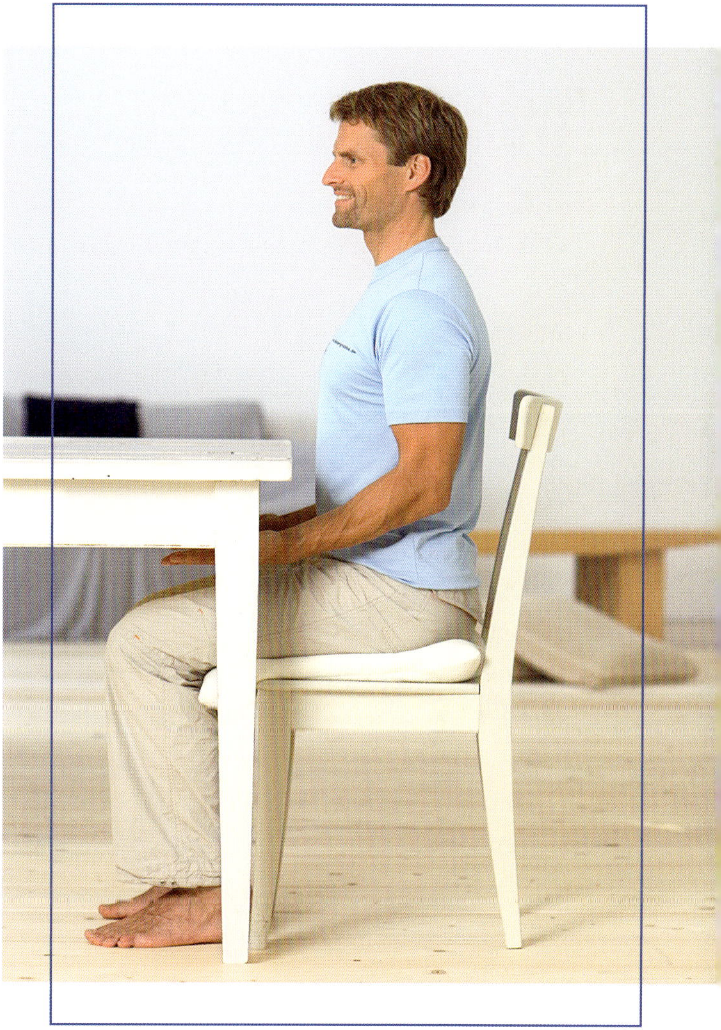

2. STATISCHE PHASE

> Nach der letzten Wiederholung üben Sie nochmals 8 Sekunden lang aufwärts drückend die höchstmögliche Spannung gegen die Tischplatte aus. Atmen Sie dabei tief und fließend weiter.

> Danach die Arme lösen und entspannen.

Standübung 1: CALF LIFT

AUSGANGSSTELLUNG

> Um Ihre Waden zu trainieren und Ihren Venen etwas Gutes zu tun, können Sie zwischendurch die folgende einfache Übung ausführen. Stellen Sie sich dazu an einen Stuhl und halten Sie sich an der Lehne fest. (Mit etwas Übung können Sie die Technik übrigens auch durchführen, ohne sich festzuhalten, sodass Sie dabei auch noch Ihren Gleichgewichtssinn trainieren.)

> Die Füße sind etwa hüftbreit auseinander, die Zehen zeigen nach vorne und der Rücken ist aufrecht. Ziehen Sie die Schultern bewusst nach unten.

1. DYNAMISCHE PHASE

> Um in die Endstellung zu kommen, spannen Sie zunächst die Bauchmuskeln fest an, indem Sie den Bauchnabel einziehen. Verlagern Sie Ihr Gewicht von der ganzen Fußsohle auf die Fußballen und heben Sie Ihre Fersen langsam und fließend vom Boden ab (Sie gehen dabei auf die Zehen).

> Auch wenn es nur eine kleine Bewegung ist – spannen Sie die Waden während der ganzen Übung fest an.

> Mit dem Einatmen senken Sie den Körper wieder, indem Sie die Fersen langsam zum Boden bringen, ohne dass sie den Boden jedoch wirklich berühren.

> Wiederholen Sie diese Auf- und Abwärtsbewegung 4-mal sehr langsam nur aus der Kraft der Waden: 4 Sekunden hochdrücken, 4 Sekunden senken.

2. STATISCHE PHASE

> Halten Sie die Spannung in den Waden in der Endstellung abschließend noch einmal 8 Sekunden lang statisch, dabei die Knie nicht ganz strecken und den Atem frei fließen lassen.

> Schütteln Sie abschließend die Beine aus, legen oder setzen Sie sich hin und entspannen Sie sich kurz.

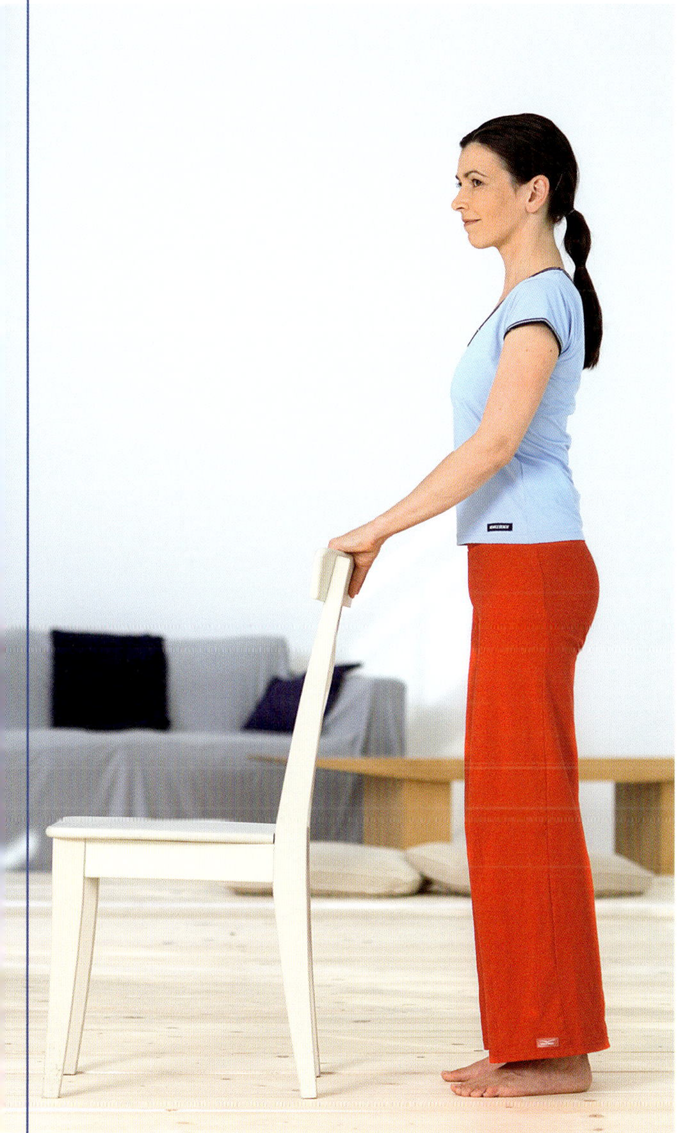

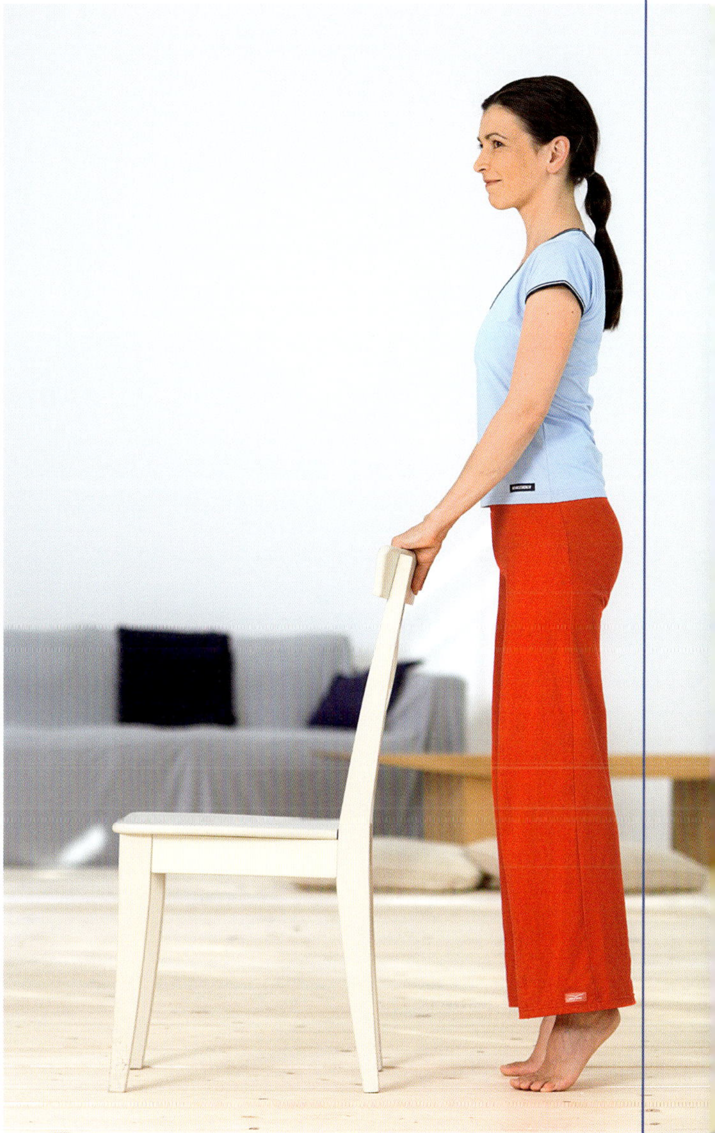

Standübung 2: STANDING SIDE LIFT

AUSGANGSSTELLUNG

> Die Übung trainiert Beine, Bauch und Po. Sie stehen neben einem Stuhl und halten sich mit der rechten Hand an der Lehne fest. Die Knie bleiben leicht gebeugt, die Beine sind schulterbreit auseinander und der Rücken ist aufrecht.

> Stützen Sie sich mit der linken Hand in der Hüfte ab, verlagern Sie das Gewicht auf das rechte Bein und heben Sie den linken Fuß wenige Zentimeter vom Boden ab. Die Füße zeigen nach vorne.

1. DYNAMISCHE PHASE

> Um in die Endstellung zu kommen, atmen Sie aus, spannen die Bauch- und Pomuskeln kräftig an und heben das linke Bein sehr langsam einige Zentimeter seitlich nach oben. Führen Sie die Bewegung so weit aus, bis Sie eine deutliche Spannung im Bein spüren.

> Achten Sie darauf, die Bewegung ganz korrekt auszuführen: Das Becken bleibt in der Mittelstellung und darf nicht verdreht oder gekippt werden. Der Rücken ist während der ganzen Übung aufrecht und der Nacken leicht gedehnt.

> Einatmend senken Sie das Bein wieder, ohne es auf dem Boden abzusetzen.

> Wiederholen Sie diese Bewegung 4-mal sehr langsam - 4 Sekunden aufwärts, 4 Sekunden abwärts.

2. STATISCHE PHASE

> Nach der letzten Wiederholung bleiben Sie in der Endstellung und halten die Spannung noch einmal 8 Sekunden. Halten Sie den Atem dabei nicht an, sondern atmen Sie tief weiter.

> Abschließend das Bein wieder abstellen, kurz ausschütteln und entspannen und anschließend auch mit der anderen Seite üben.

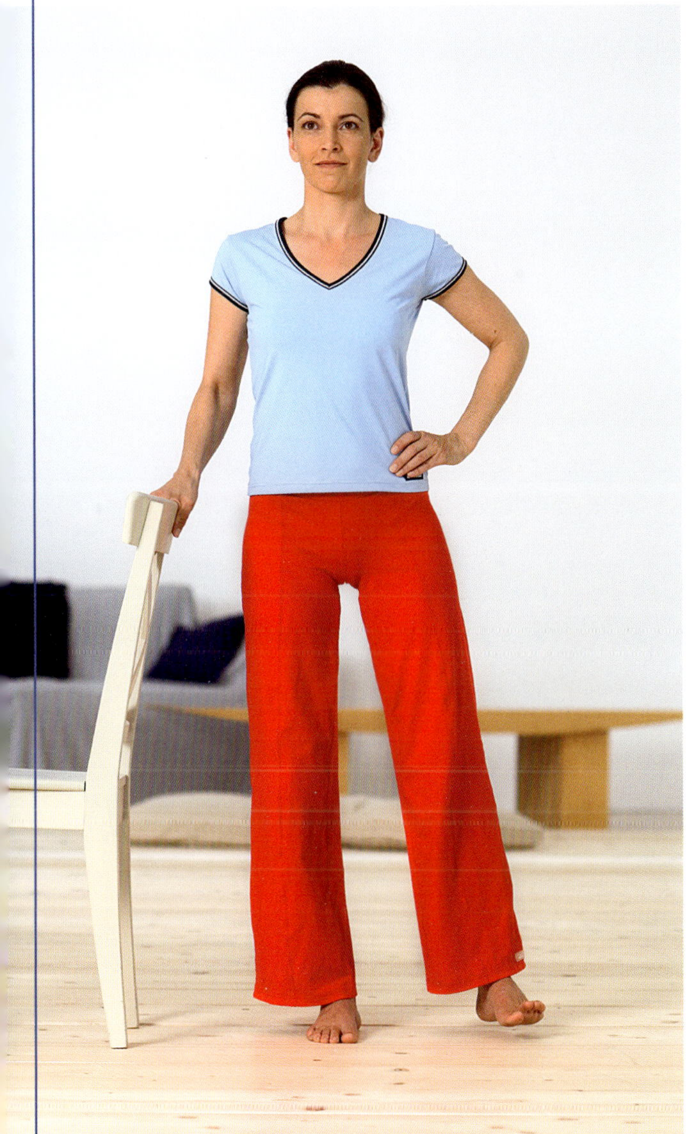

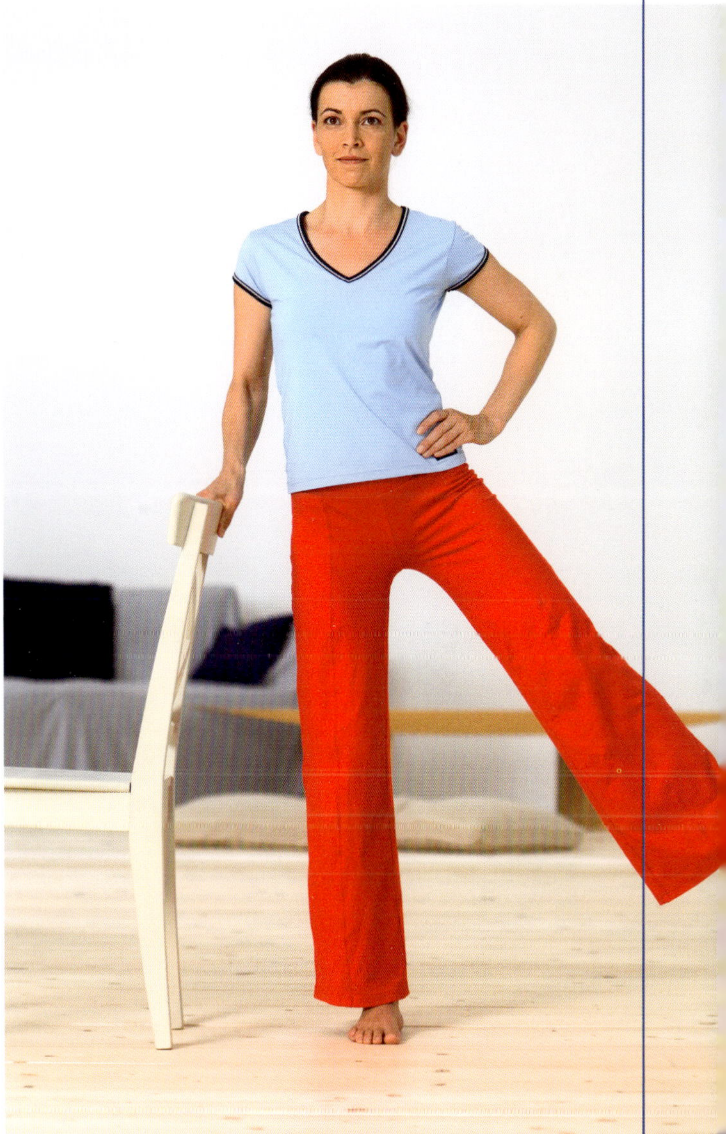

Standübung 3: CHAIR PUSH-UP

AUSGANGSSTELLUNG

> Liegestütze trainieren den Oberkörper optimal. Sie müssen nicht immer auf dem Boden, sondern können zum Beispiel auch gegen die Wand durchgeführt werden.
Bei der folgenden Variante wird der Körper jedoch etwas schräger gehalten, die Belastung ist intensiver als im Stehen.

> Gehen Sie in die Liegestützposition, stützen Sie sich mit den Händen auf einem stabilen Stuhl ab. Kopf, Rücken, Becken und Beine bilden eine schräge Linie, die Füße stehen auf den Zehen.

1. DYNAMISCHE PHASE

> Um in die Endstellung zu kommen, spannen Sie die Bauchmuskeln an, atmen tief ein und verlagern

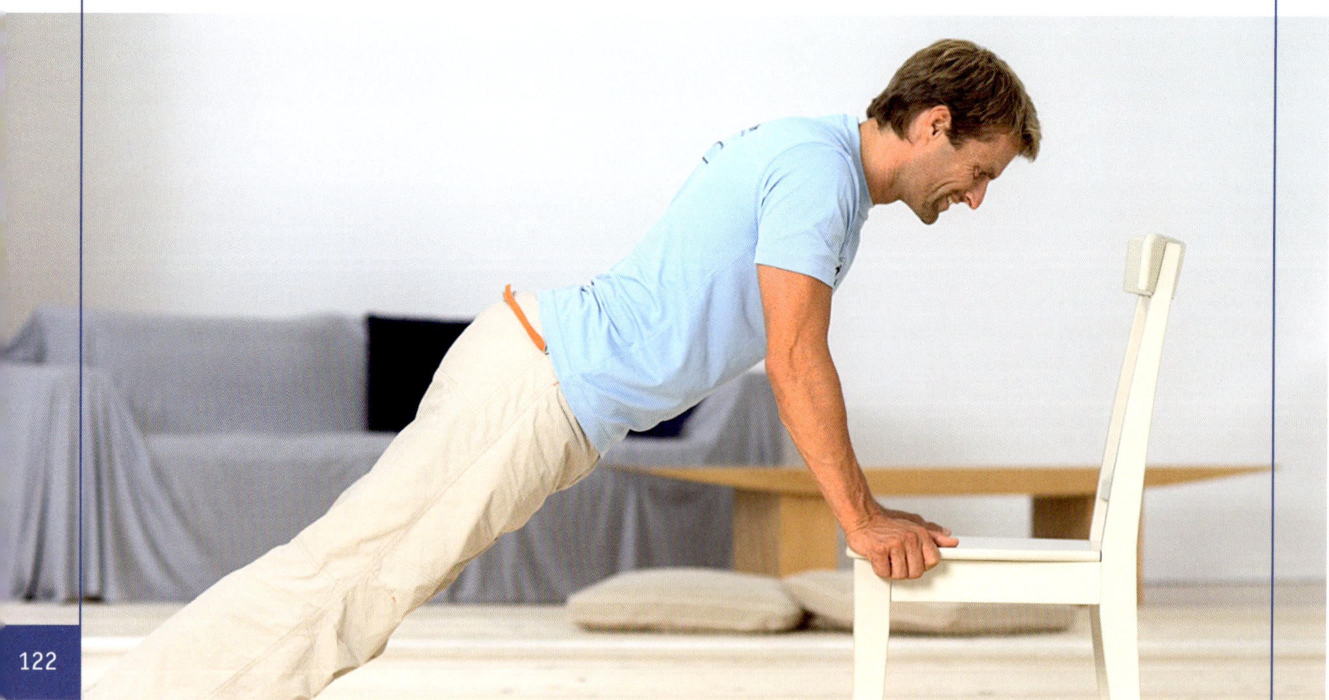

Ihr Gewicht nach unten, indem Sie die Arme beugen, bis Ihre Nase knapp über dem Stuhl ist.

> Ausatmend strecken Sie die Arme wieder so weit, bis der Rücken in der Schräge ist. Die Arme sollten nicht ganz durchgedrückt werden.

> Wiederholen Sie diese Bewegung 4-mal sehr langsam: 4 Sekunden abwärts, 4 Sekunden aufwärts.

2. STATISCHE PHASE

> Abschließend bleiben Sie nochmals 8 Sekunden in der Endstellung und halten die Spannung in den Arm-, Brust und Schultermuskeln. Lassen Sie den Atem dabei tief und ruhig weiter strömen.

> Lösen Sie dann die Stellung und entspannen Sie sich kurz im Stehen.

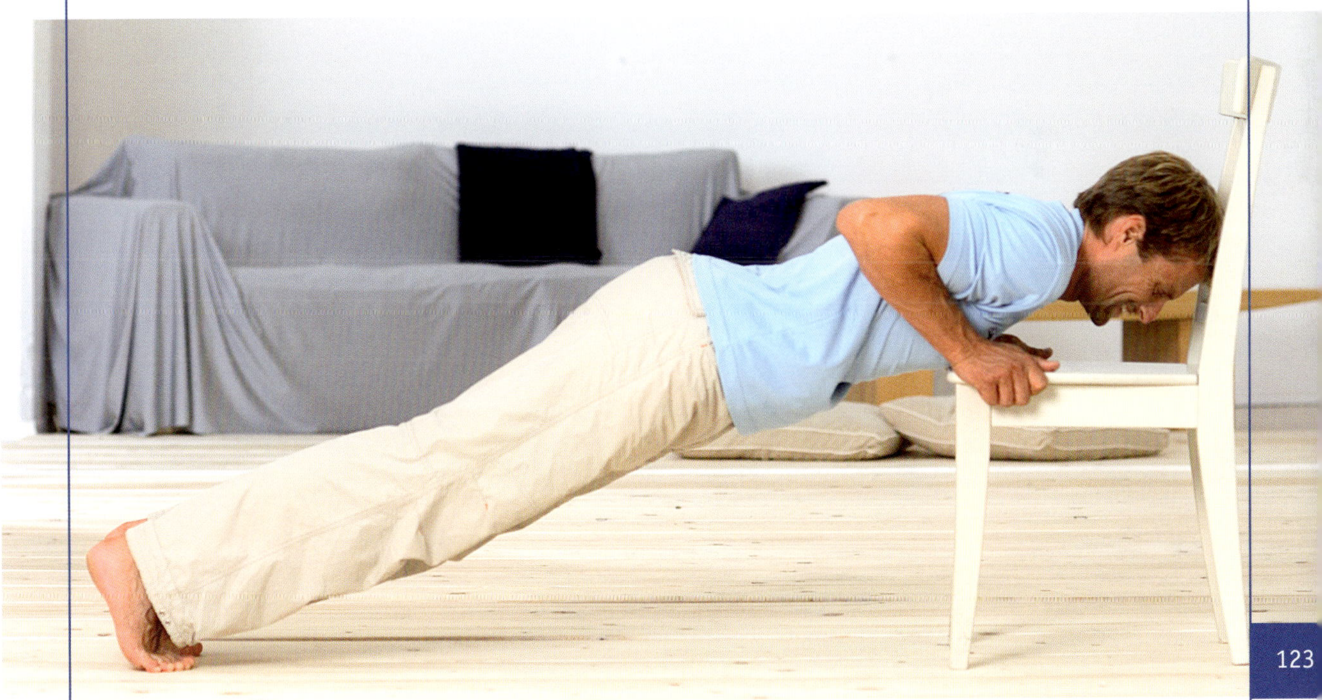

Standübung 4: CHAIR-STEPPER

AUSGANGSSTELLUNG

> Mit dieser Übung trainieren Sie die Bein- und Rumpfmuskulatur. Sie brauchen dazu einen stabilen Stuhl mit Lehne, der nicht verrutschen kann.

> Stellen Sie den rechten Fuß auf die Sitzfläche. Wirbelsäule und Nacken bleiben aufrecht, die Bauchmuskeln sind angespannt. (Ziehen Sie den Bauchnabel dazu nach innen und oben.)

1. DYNAMISCHE PHASE

> Um in die Endstellung zu kommen, atmen Sie tief aus und verlagern das Gewicht auf den oberen Fuß. Steigen Sie langsam und fließend mit dem rechten Standbein auf den Sitz, mit dem linken halten Sie die Balance.

> Einatmend kehren Sie langsam nach unten in die Ausgangsstellung zurück, ohne den linken Fuß auf dem Boden abzusetzen (Sie können ihn aber kurz auftippen).

> Wiederholen Sie diese Bewegung 4-mal sehr langsam: 4 Sekunden lang hochsteigen und den Körper wieder 4 Sekunden senken. Anfangs ist es schwierig, die Bewegung so langsam durchzuführen – wichtig ist dennoch, dass Sie sich stets fließend bewegen.

2. STATISCHE PHASE

> Nach der letzten Wiederholung gehen Sie nochmals in die Endstellung, das Standbein bleibt leicht gebeugt und Sie halten die Spannung 8 Sekunden.

> Anschließend wieder auf den Boden zurückkommen, das Bein kurz ausschütteln und dann mit der anderen Seite üben.

Tipp: Sie können diese Übung übrigens auch auf einer Treppe durchführen: Der obere Fuß sollte dazu zwei Stufen höher stehen als der untere. Halten Sie sich am Geländer fest, falls Sie unsicher sind.

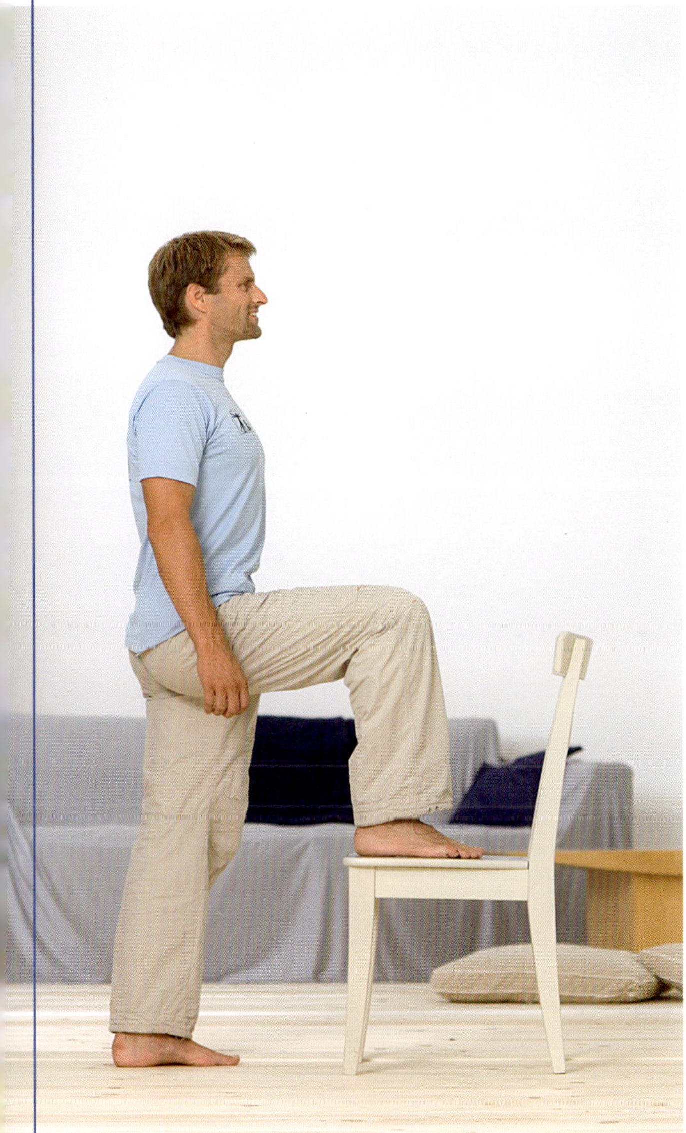

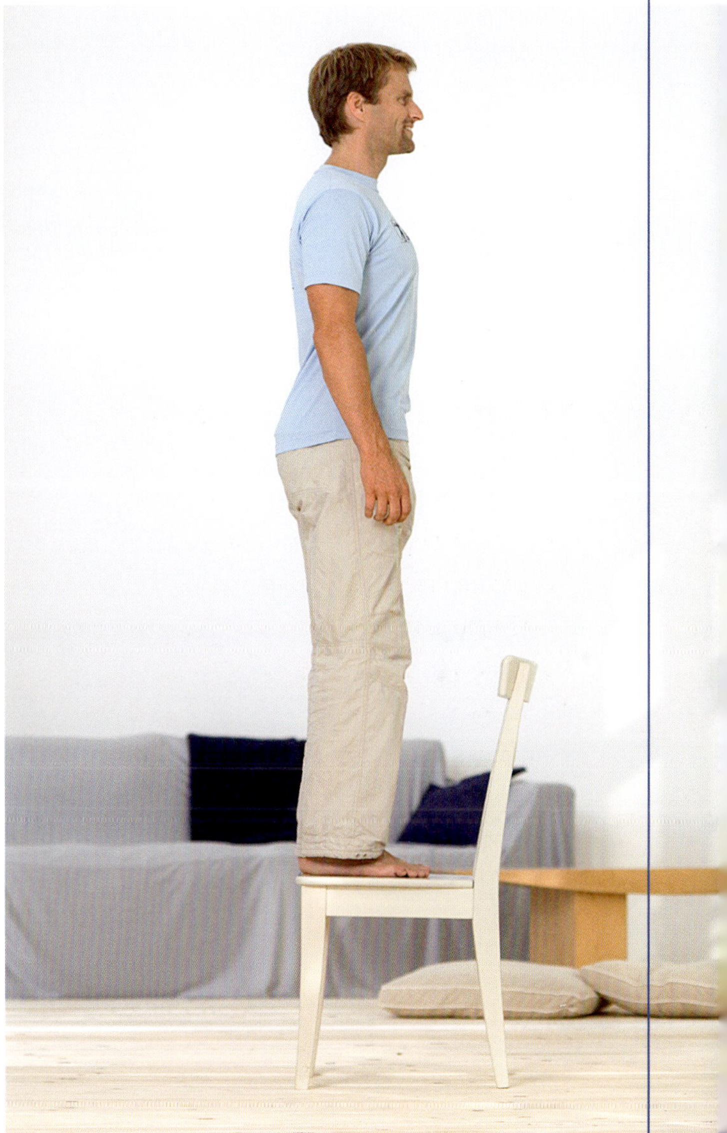

Register

Literatur

Weitere Titel von Dieter Grabbe:
Grabbe, Dieter: Stretching. Südwest 2003
Grabbe, Dieter: Ballooning. Droemer-Knaur 2004
Grabbe, Dieter: Schlank und fit mit Dinner Cancelling. Irisiana 2003
Grabbe, Dieter: Pilates für Einsteiger. Droemer-Knaur 2005
Grabbe, Dieter: Energy-Walking. Rowohlt 2005
Grabbe, Dieter: Bodyforming für Frauen. Droemer-Knaur 2005
Grabbe, Dieter: Schlank und fit mit Dinner Cancelling. Goldmann 2006
Grabbe, Dieter: Bauch, Beine, Po. Droemer-Knaur 2006

Weitere Infos und Bezugsquelle für DIDIballoons unter www.dietergrabbe.de

Hinweis
Das vorliegende Buch wurde sorgfältig erarbeitet. Dennoch erfolgen alle Angaben ohne Gewähr. Weder Autor noch Verlag können für eventuelle Nachteile oder Schäden, die aus den im Buch vorgestellten Informationen resultieren, eine Haftung übernehmen.

Bibliographische Information der Deutschen Bibliothek

Die Deutsche Bibliothek verzeichnet diese Publikation in der Deutschen Nationalbibliographie; detaillierte bibliographische Daten sind im Internet über http://dnb.ddb.de abrufbar.

BLV Buchverlag GmbH & Co. KG
80797 München

Autor

Dieter Grabbe ist einer von Deutschlands führenden Fitness- und Wellness-Experten, er gilt als einer der erfolgreichsten Autoren in diesem Bereich. Um seinem ganzheitlichen Anspruch gerecht zu werden, beschäftigt er sich mit der Weiterentwicklung und Optimierung von Bewegungsformen und setzt dabei immer wieder neue Trends.
Außerdem leitet er zahlreiche Seminare und Ausbildungen. Zu seinen Kunden zählen große Unternehmen, Prominente und Profisportler. Seine innovativen Konzepte finden Aufmerksamkeit in großen Medien, unter anderem als TV-Coach mit eigenen Formaten bei Focus Gesundheit und anderen Sendern. Bewegung ist die Faszination seines Lebens und die Steigerung von Lebensqualität sein Ziel.
Nähere Informationen unter www.dietergrabbe.de.

Bildnachweis:
Alle Fotos Susanne Kracke, außer:
M. Reusse: S. 9, 18
Chili-Meier: S. 15
Grafiken: Jörg Mair

Umschlaggestaltung: Sabine Fuchs, fuchs_design, Ottobrunn
Umschlagfotos:
Vorderseite (Foto vom Autor): Susanne Kracke
Rückseite: Susanne Kracke

Lektorat: Manuela Stern
Herstellung: Ruth Bost
Layoutkonzept Innenteil: fuchs_design, Ottobrunn
Satz: Uhl + Massopust, Aalen

Gedruckt auf chlorfrei gebleichtem Papier

Printed in Germany
ISBN 978-3-8354-0128-0

Eine kleine Auswahl aus unserem grossen Programm

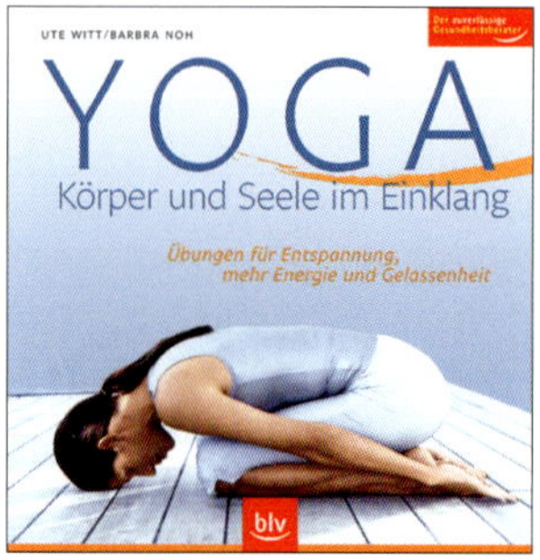

Ute Witt/Barbra Noh
Yoga – Körper und Seele im Einklang
Rund 100 Asanas (Körperhaltungen) und spezielle Atemtechniken – mit vier Übungsserien zur Zusammenstellung eines persönlichen Wohlfühlprogramms.
ISBN 978-3-8354-0119-8

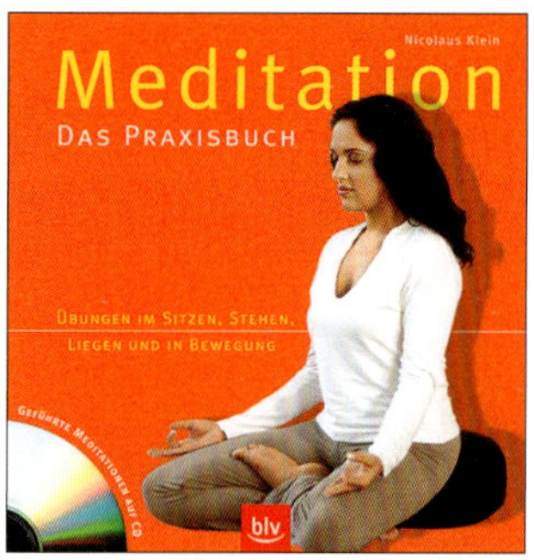

Nicolaus Klein
Meditation – Das Praxisbuch
Grundlagen und Wirkung; Meditation im Sitzen, Stehen, Liegen und in Bewegung (Yoga, Tai Chi, Qi Gong, Tanz); mit CD zum Üben: 4 geführte Meditationen.
ISBN 978-3-405-16934-3

Valeria Füchtner
Heilende Selbstmassage
Soforthilfe bei Beschwerden durch die heilende Kraft der eigenen Hände: Beschwerdebilder, Massagearten, Grifftechniken in Wort und Bild, Wirkung.
ISBN 978-3-8354-0068-9

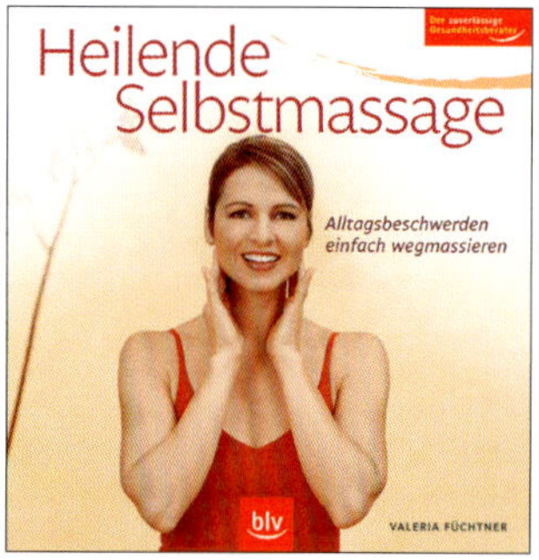

Jerry Goldberg
Autogenes Training
Entspannt und ausgeglichen, selbstbewusst und stark, klar und konzentriert, glücklich und zufrieden: Ruhe und innere Kraft in nur 4 Wochen; mit geführten Übungen auf CD.
ISBN 978-3-8354-0046-7

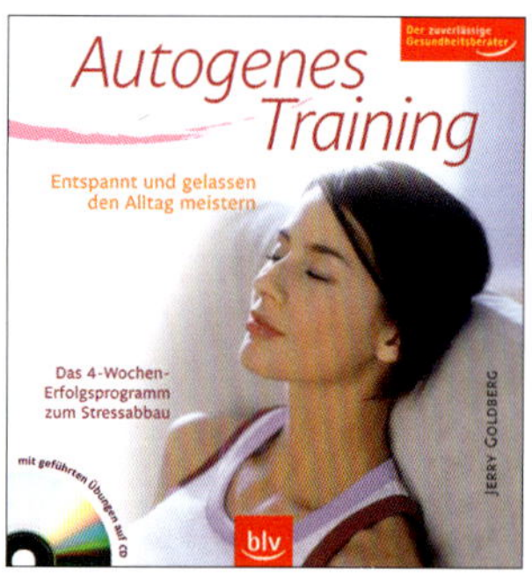

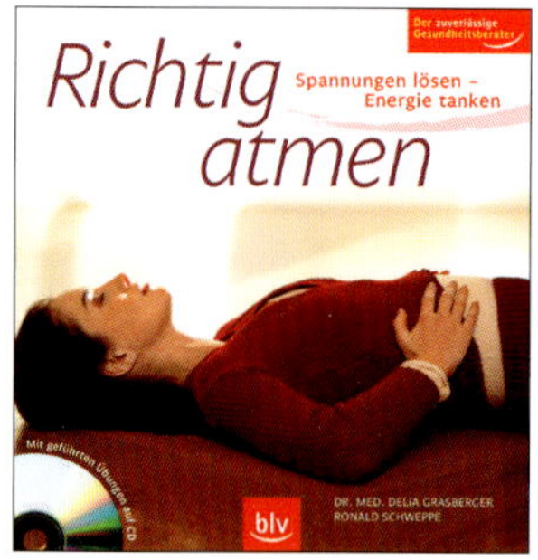

Dr. med. Delia Grasberger/
Ronald Schweppe
Richtig atmen
Bauch-, Flanken- und Brustatmung, Atemmeditation,Tiefatmung, Wechselatmung, Phantasiereise, 2-Minuten-Entspannung und vieles mehr; mit geführten Übungen auf CD.
ISBN 978-3-8354-0081-8

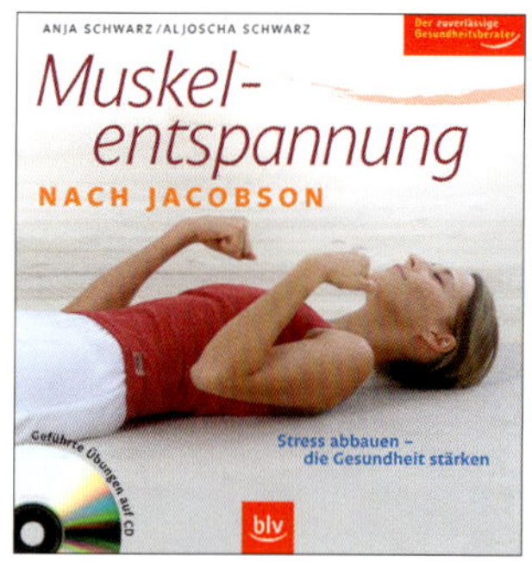

Anja Schwarz/Aljoscha Schwarz
Muskelentspannung nach Jacobson
Tiefenentspannung für Körper und Seele durch das gezielte Anspannen und Entspannen einzelner Muskeln. Mit geführten Übungen auf CD.
ISBN 978-3-8354-0136-5

Siegbert Engel
Stressfrei in 15 Minuten!
Kurzprogramme für den Alltag – in nur 15 Minuten durchführbar: eine sinnvolle Kombination von Bewegung und Entspannung; Übungen für morgens, im Job, zum Tagesausklang, gegen Ärger, für sicheres Auftreten usw.
ISBN 978-3-8354-0127-3

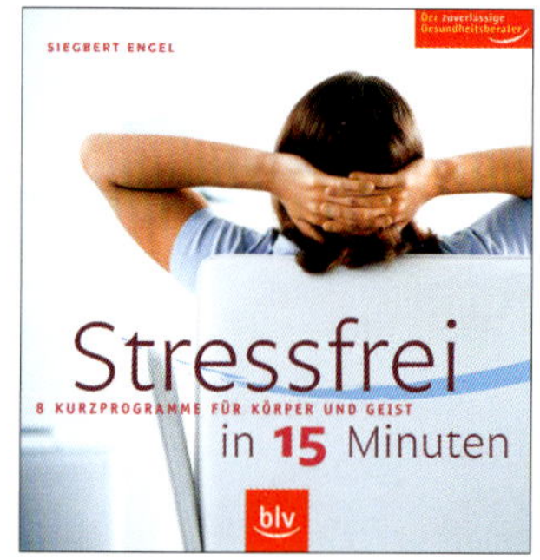

Dr. Petra Mommert-Jauch/
Monika Schäfer
Der Nacken – gesund und schmerzfrei
Alles, was man wissen muss – gut strukturiert, leicht verständlich, bestens aufbereitet: Ursachen von Nackenproblemen, Körperwahrnehmung, Bewegungsmuster im Alltag; Muskulatur entspannen, mobilisieren, dehnen und kräftigen.
ISBN 978-3-8354-0092-4

Monika Schaefer
Reflexzonenmassage an Füßen und Händen
Reflexzonen an Füßen und Händen behandeln – die Selbstheilungskräfte aktivieren: die wichtigsten Techniken für die Selbst- und Fremdmassage sowie Kurzprogramme gegen Stress, Müdigkeit, Verspannungen und für mehr Energie.
ISBN 978-3-8354-0060-3

Die zuverlässigen Berater

BLV Bücher bieten mehr:

- mehr Wissen
- mehr Erfahrung
- mehr Innovation
- mehr Praxisnutzen
- mehr Qualität

Denn 60 Jahre Ratgeberkompetenz sind nicht zu schlagen!

Unser Buchprogramm umfasst rund 800 Titel zu den Themen

Garten · Natur · Heimtiere · Jagd · Angeln · Sport · Golf · Reiten · Alpinismus · Fitness · Gesundheit · Kochen.

Ausführliche Informationen erhalten Sie unter **www.blv.de**

Dass Sie sich gut beraten fühlen – das ist unser Ziel. Falls Sie Fragen und/oder Anregungen haben, schreiben Sie uns bitte:

BLV Buchverlag GmbH & Co. KG
Lektorat · Lothstraße 19
80797 München
Postfach 40 02 20
80702 München
Telefon 089/12 02 12-0 · Fax -121
E-mail: blv.verlag@blv.de

blv

Mehr Erlesen!